肿瘤内科疾病诊治精要

苑 超◎著

吉林科学技术出版社

图书在版编目（CIP）数据

肿瘤内科疾病诊治精要/ 苑超著. -- 长春 :吉林
科学技术出版社, 2019.10
　ISBN 978-7-5578-6348-7

Ⅰ . ①肿… Ⅱ . ①苑… Ⅲ . ①肿瘤–内科–诊疗
Ⅳ.①R73

中国版本图书馆CIP数据核字(2019)第233467号

肿瘤内科疾病诊治精要
ZHONGLIU NEIKE JIBING ZHENZHI JINGYAO

出　版　人　李　梁
责任编辑　李　征　李红梅
书籍装帧　山东道克图文快印有限公司
封面设计　山东道克图文快印有限公司
开　　本　787mm×1092mm　1/16
字　　数　237千字
印　　张　10.25
印　　数　3000册
版　　次　2019年10月第1版
印　　次　2020年6月第2次印刷

出　　版　吉林科学技术出版社
发　　行　吉林科学技术出版社
地　　址　长春市福祉大路5788号出版集团A座
邮　　编　130000
发行部电话/传真　0431-81629529　81629530　81629531
　　　　　　　　　81629532　81629533　81629534
储运部电话　0431-86059116
编辑部电话　0431-81629508
网　　址　http://www.jlstp.net
印　　刷　北京市兴怀印刷厂

书　　号　ISBN 978-7-5578-6348-7
定　　价　98.00元

前　言

近几年,社会人口老龄化加剧、生态环境被破坏、亚健康以及食品安全等问题的凸现,使我国肿瘤发病率持续上升。世界卫生组织在2014年发表《世界癌症报告》称,癌症已经成为全世界人类最大致死原因,发病率与死亡率均呈持续上升趋势。有专家预计,中国每年的癌症新发病例总数到2020年将达到400万左右。这样的数据对大多数人来说似乎并没有直接的意义,但我们身边的亲人、同事、朋友罹患癌症的消息不绝于耳,这种形势是10年前不可想象的,可见肿瘤已经成为威胁人类健康最重要的疾病。能否早期、准确地诊断及治疗,对肿瘤患者的预后非常关键。目前,恶性肿瘤的研究机遇与挑战并存,对从事肿瘤相关临床工作的医务人员来说,背负了更加艰巨的任务。

本书既涵盖了临床常见的治疗方法,又体现了肿瘤病理诊断的特点和优势。以肿瘤病理学绪论为开端,介绍了肿瘤的基本概念、肿瘤的形态与结构等基础内容。然后阐述了肿瘤病理学、乳腺肿瘤的病理诊断、呼吸系统肿瘤的病理诊断、消化系统肿瘤的病理诊断。最后讲述了乳腺癌、小肠癌、脾脏癌等临床常见肿瘤的诊断与治疗。本书内容丰富、理论联系实际,条理清晰,以综合治疗为主线,兼具专业性、学术性、规范性和先进性,适合肿瘤科及病理科的各级医师参考使用,也可作为其他相关科室及医务人员的参考资料。

本书在编写过程中,借鉴了诸多肿瘤相关书籍与论文等资料,在此表示衷心感谢。鉴于临床肿瘤诊治的飞速发展,加之编写时间仓促、编写经验不足,错误和疏漏在所难免,敬请各位同道批评指正,以更好地总结经验,起到共同进步、提高肿瘤相关医务人员诊疗水平的目的。

编　者

目　录

第一章 绪 论

第一节 肿瘤的基本概念

一、肿瘤的概念

肿瘤是机体的细胞异常增殖形成的新生物,常表现为机体局部的异常组织团块(肿块)。肿瘤的形成是在各种致瘤因素作用下,调节细胞生长与增殖的分子发生异常变化、细胞增殖严重紊乱并克隆性异常增殖的结果。肿瘤形成的过程称为肿瘤形成。

根据肿瘤的生物学特性及其对机体危害的轻重,通常将肿瘤分为良性和恶性两大类。恶性肿瘤统称为癌症。肿瘤学是有关肿瘤诊断与治疗的医学学科。肿瘤病理学既是病理学的主要内容,也是肿瘤学的重要组成部分。

在古代,人们已注意到肿瘤这一类疾病。《说文解字》对"瘤"字的解释是:"瘤,肿也。"《释名·释疾病》中的解释为:"瘤,瘤肿也。血液聚而生瘤肿也。"这些解释反映了古人对肿瘤发生机制的猜测。

英文文献称肿瘤为 tumor 或 neoplasm。Tumor 一词来自拉丁语,本义为"肿"。Neoplasm 来自希腊语,意为"新生物"。临床上常用"新生物"这个术语来描述肿瘤。肿瘤常常表现为机体局部的肿块,但某些肿瘤性疾病(例如白血病)并不一定形成局部肿块。另一方面,临床上表现为"肿块"者并不都是真正的肿瘤。一些病理学家强调 neoplasm 和 tumor 两个术语不同,tumor 泛指临床上表现为"肿块"的病变,而真正的肿瘤才称为 neoplasm。但在日常工作中,这两个术语常通用。

二、肿瘤性增殖与非肿瘤性增殖的区别

导致肿瘤形成的细胞增殖称为肿瘤性增殖。与肿瘤性增殖相对的概念为非肿瘤性增殖或者反应性增生,例如炎性肉芽组织中血管内皮细胞、成纤维细胞等的增殖。区分这两种细胞增殖状况,具有重要意义。

非肿瘤性增殖可见于正常的细胞更新、损伤引起的防御反应、修复等情况,通常是符合机体需要的生物学过程,受到机体控制,有一定限度;引起细胞增殖的原因消除后一般不再继续。增殖的细胞或组织能够分化成熟。非肿瘤性增殖一般是多克隆性的,增殖过程产生的细胞群,即使是同一类型的细胞(例如成纤维细胞),也并不都来自同一个亲代细胞,而是从不同的亲代细胞衍生而来的子代细胞。

肿瘤性增殖与非肿瘤性增殖有重要区别:①肿瘤性增殖与机体不协调,对机体有害。②肿瘤性增殖一般是克隆性的,即一个肿瘤中的肿瘤细胞群,是由一个发生了肿瘤性转化的细胞分

裂繁殖产生的子代细胞组成的。这一特点称为肿瘤的克隆性。③肿瘤细胞的形态、代谢和功能均有异常,不同程度地失去了分化成熟的能力。④肿瘤细胞生长旺盛,失去控制,具有相对自主性,即使引起肿瘤性增殖的初始因素已消除,仍能持续生长,反映出肿瘤细胞在引起肿瘤性增殖的初始因素作用下,已发生基因水平的异常,并且稳定地将这些异常传递给子代细胞;即使在引起肿瘤性增殖的初始因素不复存在的情况下,子代细胞仍能持续自主生长。

第二节　肿瘤的形态与结构

诊断肿瘤需要做各种临床检查和实验室检查。其中,病理学检查(包括大体形态检查和组织切片的显微镜检查)占有重要地位,常常是肿瘤诊断过程中决定性的一步。本节介绍肿瘤大体形态和组织结构的一般特点。

一、肿瘤的大体形态

大体观察时应注意肿瘤的数目、大小、形状、颜色和质地等。这些信息有助于判断肿瘤的类型和良恶性质。

(一)肿瘤的数目

肿瘤的数目不一,常为单个(如消化道的癌),称为单发肿瘤。也可以同时或先后发生多个原发肿瘤(多发肿瘤),如一种具有特殊的基因变化的疾病——神经纤维瘤病,患者可有数十个甚至数百个神经纤维瘤。在对肿瘤患者进行体检或对手术切除标本进行检查时,应全面、仔细,避免只注意到最明显的肿块而忽略多发性肿瘤的可能。

(二)肿瘤的大小

可以差别很大。小者仅数毫米,很难发现,如甲状腺的隐匿癌,有的甚至在显微镜下才能发现。大者直径可达数十厘米,重达数千克乃至数十千克,如卵巢的浆液性囊腺瘤。肿瘤的体积与很多因素有关,如肿瘤的性质(良性还是恶性)、生长时间和发生部位等。发生在体表或大的体腔(如腹腔)内的肿瘤,生长空间充裕,体积可以很大;发生在密闭的狭小腔道(如颅腔,椎管)内的肿瘤,生长受限,体积通常较小。一般而言,恶性肿瘤的体积越大,发生转移的机会也越大,因此,恶性肿瘤的体积是肿瘤分期(早期或者晚期)的一项重要指标。对于某些肿瘤类型(如胃肠间质肿瘤)来说,体积也是预测肿瘤生物学行为的重要指标。

(三)肿瘤的形状

肿瘤的形状多种多样,因其组织学类型、发生部位、生长方式和良恶性质的不同而不同,可呈乳头状、绒毛状、菜花状、息肉状、结节状、分叶状、浸润性、溃疡状和囊状等(图1-1)。

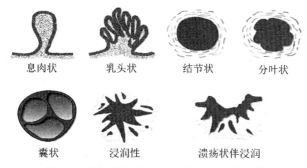

息肉状　　乳头状　　结节状　　分叶状

囊状　　浸润性　　溃疡状伴浸润

图 1-1　肿瘤的大体形态和生长方式模式图

（四）肿瘤的颜色

肿瘤的颜色由组成肿瘤的组织和细胞及其产物的颜色决定。比如,纤维组织的肿瘤,切面多呈灰白色;脂肪瘤呈黄色;血管瘤常呈红色。肿瘤可以发生继发改变,如变性、坏死、出血等,使肿瘤原来的颜色发生变化。有些肿瘤产生色素,如黑色素瘤细胞产生黑色素,使肿瘤呈黑褐色。

（五）质地

肿瘤质地与其类型、间质的比例、有无继发改变等有关,例如,脂肪瘤质地较软。纤维间质较少的肿瘤,如大肠的腺瘤,质地较软;伴有纤维增生反应的浸润性癌,质地较硬。

（六）肿瘤与周围组织的关系

良性肿瘤通常与周围组织分界清楚,可有完整包膜,手术时容易分离和完整切除。恶性肿瘤一般无包膜,常侵入周围组织,边界不清,手术时需扩大范围切除。

二、肿瘤的组织结构

肿瘤组织可分为实质和间质两部分。肿瘤实质是克隆性增殖的肿瘤细胞,其细胞形态、形成的结构或其产物是判断肿瘤的分化方向、进行肿瘤组织学分类的主要依据。肿瘤的间质由结缔组织、血管、数量不等的淋巴-单核细胞构成。肿瘤组织镜下形态复杂多样,根据肿瘤组织结构确定肿瘤的类型和性质,是组织病理诊断的重要任务。肿瘤的生物学行为主要取决于其实质,但间质成分不但起着支持和营养肿瘤实质的作用,其构成的肿瘤微环境也与肿瘤实质细胞相互作用,对肿瘤细胞的生长、分化和迁移能力有重要影响。

三、肿瘤的分化与异型性

（一）肿瘤的分化

肿瘤的分化是指肿瘤组织在形态和功能上与某种正常组织的相似之处;相似的程度称为肿瘤的分化程度。例如,与脂肪组织相似的肿瘤,提示其向脂肪组织分化。肿瘤的组织形态和功能越是类似某种正常组织,说明其分化程度越高或分化好;与正常组织相似性越小,则分化程度越低或分化差。分化极差以致无法判断其分化方向的肿瘤称为未分化肿瘤。

（二）肿瘤的异型性

肿瘤组织结构和细胞形态与相应的正常组织有不同程度的差异,称为肿瘤的异型性。

1.肿瘤的组织结构异型性

肿瘤细胞形成的组织结构,在空间排列方式上(包括极向、与间质的关系等)与相应正常组织的差异,称为肿瘤的结构异型性。如食管鳞状细胞癌中,细胞排列显著紊乱、形成癌巢、在肌层中浸润生长(图1-2);胃腺癌中肿瘤性腺上皮形成大小和形状不规则的腺体或腺样结构,排列紊乱,在固有膜、肌层中浸润生长等(图1-3)。

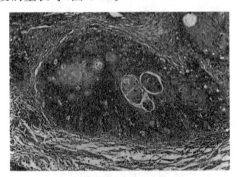

图1-2 食管鳞状细胞癌

肿瘤细胞呈巢团状(癌巢)浸润生长。癌巢中可见同心圆状角化(角化珠、癌珠)

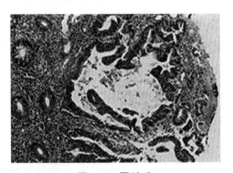

图1-3 胃腺癌

肿瘤细胞形成大小和形状不规则的腺体或腺样结构,排列紊乱,在固有膜、肌层中浸润生长

2.肿瘤的细胞形态异型性

肿瘤的细胞形态异型性可有多种表现(图1-4、图1-5),包括以下几点。

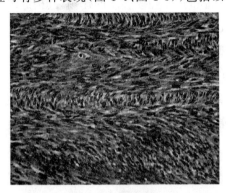

图1-4 纤维肉瘤

梭形肿瘤细胞编织状排列,核大、深染,染色质颗粒粗,核分裂易见

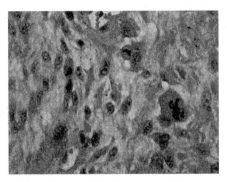

图 1-5　恶性肿瘤的细胞异型性

高度恶性的肉瘤中显著的细胞异型性。肿瘤细胞核大、深染,核浆比例高,细胞大

小及形态差异显著(多形性),可见瘤巨细胞,核分裂象(含异常核分裂象)多见

(1)细胞体积异常:有些表现为细胞体积增大;有些表现为原始的小细胞。

(2)肿瘤细胞的大小和形态很不一致(多形性),出现瘤巨细胞,即体积巨大的肿瘤细胞。

(3)肿瘤细胞核的体积增大:胞核与细胞质的比例(核浆比)增高。例如,上皮细胞的核浆比正常时多为 1:4~1:6,恶性肿瘤细胞则可为 1:1。

(4)核的大小、形状和染色差别较大(核的多形性):出现巨核、双核、多核或奇异形核;核内 DNA 常增多、核深染;染色质呈粗颗粒状,分布不均匀,常堆积在核膜下。

(5)核仁明显,体积大,数目增多。

(6)核分裂象增多,出现异常核分裂象(病理性核分裂象),如不对称核分裂、多极性核分裂等。

第二章 肿瘤病理学

第一节 组织的取材和固定方法

一、取材

从大体标本上按照病理检查的目的和要求切取适当大小的组织块。供制片进行显微镜检查。为达到诊断的目的。取得适量的组织是关键。这不仅要求材料要尽可能新鲜。而且要有一定的数量和良好的质量。

（一）取材时对送检组织的要求

送检组织标本在手术切下或活检后应立即放入10％甲醛固定（电子显微镜标本则用适当的固定液固定，后详述）。尸检标本应争取在死亡后尽可能短的时间内取材。送检组织需全部取材者应在送检单注明。有特殊要求（如细菌培养、结石的化学成分分析等）必须事先联系。在标本未固定前进行处理。

（二）取材

在对送检组织标本进行详细检查的基础上，根据诊断的需要，确定取材的部位和块数。切取的组织要按不同部位分别给予不同编号或标记，以便镜检时查对。有条件的单位，尽可能在取材前对有意义的大标本进行表面及剖面摄影，并编号存档。用于教学的标本，应尽量保留原标本的形态，取材后另行放置。

（三）取材时注意事项

1.注意防止人为因素的影响

切取组织时，应用锋利的刀、剪，刀刃宜薄，并足够长。切取组织块时，一般从刀的根部开始，向后拉动切开组织，避免用钝刀前后拉动或用力挤压组织。用镊子夹取组织时动作应轻柔，不宜过度用力，否则会挫伤或挤压组织，引起组织结构的变形和损伤。应避免使用有齿镊。

2.标本大小

一般标本，切取的组织块厚0.2～0.3 cm。根据情况可略做调整。若过厚固定不好，组织结构不佳，过薄则切片张数有限。如用于读片会的切片则难以满足需要。大小以1.5 cm×1.5 cm×（0.2～0.3）cm为宜。用于免疫组化染色的组织块。以1 cm×1 cm×0.2 cm为好，不要太大，以免浪费试剂。对于冰冻切片，取材组织块略厚，可达0.3～0.4 cm。

3.取材时间

原则上，应尽快取材，但对于外科手术切除的较大标本，如胃、肺、肠等器官，最好先固定再取材。

4.注意包埋方向

需指定包埋面时应做记号标明。如有皮肤组织，包埋面必须与表面垂直，这样才能保证皮肤的各层结构都能被观察。

5.边缘标记

肿瘤标本的边缘可涂以1%硝酸银或碳素墨汁作为镜检时的标记。

6.标本的处理方法

胃镜材料和各种穿刺材料等一般组织块较小,常常用易透水的薄纸包好,在取材时将标本染上伊红液,以免包埋过程中遗失。

7.注意特殊情况

取材应避免过多的坏死组织或凝血块,如有线结应拔除,有钙化时应经脱钙后再取材,否则进行切片时会损伤切片刀。组织块上如有血液、黏液、粪便等污物,应先用水冲洗干净再取材。

8.取材数量

不同的标本取材的组织块多少不同,原则是凡可疑处均应取材,不要遗漏。

如标本为数块不规则的肿瘤组织,应选择组织的致密区、疏松区、出血区和坏死区分别取材。一般肿瘤标本的取材,应选择肿瘤主体部分、肿瘤组织及其邻近的组织(包括表面、基底面和侧面)及其肿瘤两端的切缘组织分别取材,远离病灶的正常组织也应取材。注意切取肿瘤组织和正常组织交界处。刮宫得到的宫内膜标本,大多是成堆的碎片,在测量其总体积后,组织较少时,一般包起后全部包埋,若组织量多,可留出一部分。有膜状组织,应取1~2块。

9.清除多余成分

取材时,应注意清除组织周围的多余脂肪组织,否则会对以后的切片和观察带来一定影响。

10.重复取材

第一次取材组织不能做出确诊时,必须再次甚至多次取材。每次取材均应将送检单加以记录。

11.核对

取材完毕,应核对无误,并签署取材者和记录者的姓名和记录日期。

12.组织存放

取材完毕,标本应按序存放,并加足固定液以备复查之用。通常保留1个月后,再清理销毁。

(四)冰冻切片取材

1.取材

(1)负责冰冻切片诊断的医师亲自检查大体标本,多做切面,详细检查,必要时可在体视镜下观察。在详细检查的基础上选取最有代表性的组织制片,必要时应取2块或更多组织块,如有特殊包埋面,应向技术人员说明。取材后应立即用液氮速冻,−70℃或−40℃低温冰箱保存。制作冰冻切片的同一块组织("冰对")及其剩余组织("冰剩","冰余")必须进一步做常规石蜡切片进行对照,尤以"冰对"为重要,一方面可能因为病灶小,可能全部取在冰冻组织块中,另一方面有利于病理医师对照阅片,不断提高观察冰冻切片的能力。

2.组织速冻方法

组织速冻的方法很多,常用方法为液氮和干冰-丙酮法。

(1)液氮法:将组织块平放于瓶盖或标本盒等适当容器内,缓慢放入盛有液氮的小杯(可用保温杯)内。当组织块接触液氮开始汽化沸腾后,使组织块保持原位,组织即由底部向表面迅速冷冻形成冻块。取出后,用铝箔包好,编号存入液氮罐或-700 G 低温冰箱保存。可保存数月至数年。如短期内应用。可保存于-300 G 冰箱。

(2)干冰-丙酮法:将组织块放进内盛 OCT 包埋剂或甲基纤维素糊状液的容器内,组织块完全浸没即可。将丙酮倒入盛有 Iog 干冰的保温杯调成糊状。将装有组织块的标本盒放入保温杯,待包埋剂成白色冻块时,取出如上法保存。丙酮可用酒精或异戊烷代替,用异戊烷时,最好将异戊烷将先倒入小烧杯,将烧杯浸入丙酮-干冰中,最后将组织块放入异戊烷内速冻,此法组织速冻快,组织结构保存好。

(3)异戊烷-液氮法:此法进行速冻。

先用甲基纤维素包埋组织块。将盛有异戊烷的小烧杯放入装有液氮的大保温杯或冰壶内,搅拌异戊烷待杯底出现一层白色糊状物时,放入包埋好的组织块,数秒钟即可取出,按上述方法保存。

3.注意事项

(1)液氮速冻时,标本盒不能直接浸入液氮,以免组织膨胀破碎。

(2)速冻的包埋剂应适量。

(3)新鲜组织不能放-10 ℃冰箱内缓慢冷却,否则组织内水分可逐渐析出形成冰晶,造成组织结构破坏。

(4)冷冻后的组织块应密封保存,防止失水。

(5)在组织块复温时,应在 37 ℃加温速溶,自然复温将造成组织结构破坏。

(五)不同组织取材方法

1.尸检组织的取材

对成人进行尸检取材时,各器官组织的取材部位和组织块数大致如下。

(1)心和大血管左右心室各 1 块,主动脉 1 块,可距主动脉瓣 5 cm 处取材。

(2)肺右下叶 1 块,切成正方形,左下叶 1 块,切成长方形。

(3)肝右叶 1 块,切成正方形,左叶 1 块,切成长方形。

(4)脾 1~2 块。

(5)胰 1 块。

(6)肾:右肾 1 块,切成正方形,左肾 1 块,切成长方形。都包括皮、髓质和肾盂。

(7)膀胱 1 块,肉眼无变化时,可不做切片,但组织块应保存。

(8)肾上腺左右各取 1 块。

(9)消化道食管、胃窦部、小肠、小肠有淋巴结处和直肠各取 1 块。

(10)骨:脊椎骨 1 块。

(11)胸腺 1 块。

(12)子宫:宫颈 1 块,宫体 1~2 块。处理同膀胱。

(13)睾丸或卵巢 1 块。处理同膀胱。

(14)脑左侧运动区、左侧豆状核和小脑各 1 块。

(15)脑垂体 1 块,前叶或包括前后叶。

注意:如某些脏器有严重病变,或有特殊情况,应增加取材组织块数,以便彻底检查明确诊断。

2.活检组织取材

多用于临床肿瘤组织,除以上各点外,还应注意肿瘤的部位、形状、大小、颜色以及与周围组织的关系,包膜是否完整。肿瘤的体积(长宽高),甚至重量。浅表肿瘤应注意与皮肤的关系,是否突出皮肤表面,与皮肤有无粘连,四周皮肤是否正常。肿瘤的质地(硬,软或中等),各处质地是否一致。在实性肿瘤是否有囊性区域。肿瘤的切面性状,结构上有无特殊(均匀一致、颗粒状或纤维状,有无出血、坏死,是否浸润周围组织)。

对肝、肾穿刺的标本,因材料较少,而且一份标本既要做常规石蜡切片,用于 H-E 染色和特殊染色等,还要进行免疫组化染色甚至电子显微镜观察,因此其材料应特殊处理。首先,在取材前,应准备一块用生理盐水浸透的纱布潮湿即可,不要太多水,否则肾组织浸在水中易自溶。另外,还应准备装有固定液的青霉素小瓶(根据目的不同,分别应用光镜和电镜固定液)。光镜固定液可用甲醛或 Mossman 液,电镜标本用 2.5%戊二醛和 2.5%多聚甲醛的混合固定液,最好在 4 度进行电镜标本固定。取下后,立即用生理盐水或 PBS 冲洗掉血迹,放入装有固定液的小瓶。

3.细胞标本的取材

细胞标本取材和制片方法一般有印片法、穿刺法、沉淀法和活细胞标本的制备等。

(1)印片法:常用于活检和手术标本,新鲜标本沿病灶中心剖开,将病灶区轻压于载片上,吹干后将其立即浸入固定液内 5～10 分钟,取出自然干燥,低温储存,优点是操作简单,细胞抗原保存好。

(2)穿刺法:常用于淋巴结、软组织、肝、肾和肺等,穿刺液少,可直接涂在载片上,细胞尽量涂均匀,穿刺液多,细胞丰富,可滴入装有 1～2 mL Hanks 液或 RPMI1640 液的试管内,轻轻搅拌后,以 500 r/min 低速离心 5～10 分钟,弃上清,将沉淀制成细胞悬液(每毫升 $2×10^5$ 个细胞)。吸一滴涂于载片上,镜检以细胞较密不重叠为好。干燥后即可固定,此法细胞保存好,操作简单,注意涂片时,尽量涂均匀。

(3)沉锭法:主要用于胸腔积液、腹腔积液、尿液和脑脊液等体液多而细胞少的标本。

制备方法。①常规细胞标本制备:细胞多时,可直接吸取少量液体直接涂片;细胞少时,可吸取底部自然沉淀液 5 mL,以 1500 r/min 离心 10 分钟,再涂片。有细胞离心仪时,可先用离心沉淀法制成每毫升 $2×10^5$ 个细胞的细胞悬液,吸取 50 μl 加入涂片器,离心后即可制成分布均匀的细胞涂片。②单个核细胞分离法:主要用于周围血和胸腹腔积液中淋巴细胞的分离。如为血性胸腹腔积液,经1500 r/min离心 10 分钟,沉淀中加入 15 mL RPMI1640 液。再用淋巴细胞分离液分离。在5 mL RPMI1640 液内,37 ℃培养30 分钟,离心沉淀取上清,制成浓度为每毫升 $2×10^6$ 个细胞的细胞悬液,吸 50 μl 后滴在载片上干燥后固定10 分钟。

4.活细胞标本的制备

多用于科研,用于常规病理诊断的较少。标本主要来源于健株的培养细胞,短期培养细胞和外周血等。细胞可直接培养在盖玻片上,固定后即可进行染色观察或进行免疫组织化学染色或扫描电镜标本制备。也可培养于培养瓶或培养板内,制成细胞悬液,收集一定的细胞还可进行涂片。可以经离心后,进行透射电镜标本制备。

二、固定方法

(一)固定的意义

将组织浸入某些化学试剂,使细胞内的物质尽量接近其生活状态时的形态结构和位置,这一过程称为"固定"。凡需病理检验的各种组织都需经过固定。组织的正确固定具有重要意义,因为机体死亡后,如处理不及时,细胞在自身溶酶体酶的作用下会溶解破坏,组织细胞的结构将难以保持。若有细菌繁殖则极易引起组织腐败。若用于免疫组化染色,固定的重要意义是保存组织细胞的抗原性,使抗原物质不发生弥散和抗原性丧失。所以,良好组织学切片的基础取决于适当而完全的固定,若组织固定不良,在以后的标本制备过程中则无法加以纠正,因此应特别加以注意。对于电镜标本,适当而又及时的固定显得尤为重要,即使延迟几分钟,对其超微结构也有严重影响。固定的作用如下。

(1)保持细胞与生活时的形态相似,防止自溶与腐败。

(2)保持细胞内特殊的成分与生活状态时相仿经过固定,细胞内的一些蛋白质等可沉淀或凝固,使其定位在细胞内的原有部位,有利于其后物质的确切定位。对于不同的物质应选用不同的固定剂和固定方法。

(3)便于区别不同组织成分组织细胞内的不同物质经固定后产生不同的折光率,对染料产生不同的亲和力,经染色后容易区别。

(4)有利于切片固定剂有硬化作用,使组织硬度增加,便于制片。固定能使细胞的正常的半液体状(胶体)变为半固体状(凝胶),有固化作用。使其可经受随后的组织处理过程。

当然,影响固定的因素很多,如组织未放入固定液,组织块过大,固定液不足,固定时间不够等。而且固定时的温度也对固定效果有一定影响。

(5)固定剂的不良影响。①影响常规染色:如用福尔马林固定时,常有福尔马林色素的异常沉积,福尔马林也影响水溶液猩S的染色。②固定造成物质损失:不同的固定剂和固定方法会引起不同程度的细胞内蛋白质、黏多糖、脂类、核酸和低相对分子质量物质的损失,因此应根据研究目的的不同选择合适的固定剂和固定方法,以使所研究的物质损失达到最小。③组织皱缩:四氧化锇和福尔马林固定的组织均不同程度的皱缩。单用戊二醛也会引起组织皱缩。

(二)细胞内物质成分与固定剂和固定方法的选择

1.细胞内物质成分与固定剂的关系

组成细胞的主要成分为蛋白质、脂类和糖类。根据研究目的不同分别选用不同的固定剂和固定方法(后详述,见各种固定液)。如进行 Masson 染色,最好用甲醛升汞、Zenker 液或 Bouin 液固定;检查嗜铬细胞宜用含铬的固定液(如 Zenker 液等);要保存细胞内糖原则用 Camoy 液固定。用于免疫组化染色时,应根据不同的抗原特性选择不同的固定液。如:T 淋巴细胞表面抗原为不稳定抗原,极易被固定液破坏,因此常用冰冻切片进行染色;而 HBsAg、

CEA、S-100 等抗原一般很稳定,其抗原性几乎不受固定液类型的影响。

2.固定时注意事项

(1)固定液的量:固定组织时,固定液要足量,一般应为组织块总体积的4～5倍,也可达15～20倍。而且应在组织取下后立即或尽快放入适当固定液中。对于有特殊要求组织(如神经染色及酶组织化学染色等)的固定,应特别注意。组织块的大小、固定时间、固定温度都应考虑。酶组织化学染色组织的固定应置于冰箱低温固定。配制混合固定液时,一般要求氧化剂不要与还原剂混合,以免引起化学反应,使其失去固定作用。但 Helly 混合固定液,虽然含有氧化剂和还原剂,可在临用时配制,有良好的固定效果,久置后则失效。

(2)固定液的穿透性:一般固定液在 24 小时内不能穿透厚度>2～3 mm 的实体组织或0.5 cm 的多孔疏松组织。

(3)组织块的大小厚度:可根据组织类型而不同,但组织要得到良好的固定。原则上不应超过4 mm,3 mm 更为合适。

(4)固定时间:大多数组织应固定 24 小时,然后保存于 70% 酒精中。当然固定的时间不能一概而论,也不是固定不变的。固定的时间与使用固定液的种类、组织块大小、温度等有关,不同的固定液有不同的固定时间。一般固定时间为 3～24 小时。

(5)固定温度:大多数可在室温(25 ℃)固定,在低温(如 4 ℃)固定时,固定时间应相应延长。

(6)加热:加热可使蛋白质凝固,但一般不要求加热,因为加热可加速组织的自溶。

(7)特殊固定:用于确诊病变,保证在诊断时特殊结构得以保存。如尿酸盐结晶则需要特殊固定。

3.固定的容器

固定的容器宜相对大些,防止组织与容器粘连产生固定不良。瓶底常垫以棉花,使固定剂能均匀渗入组织块。并在固定期间轻轻搅动或摇动容器,有利于固定液的渗入,用自动石蜡脱水包埋机有同样效果。

4.常用的固定方法

(1)蒸汽固定法:要固定组织中的可溶性物质,一般选用蒸汽固定法;较小而薄的标本,也可用锇酸或甲醛蒸汽固定。主要用于某些薄膜组织以及血液或细胞涂片的固定。冷冻干燥组织,一般用三聚甲醛加热产生的蒸汽固定。

(2)注射、灌注固定法:某些组织块体积过大或固定剂难以进入内部,或需要对整个脏器或动物进行固定。如肺切除标本,可经气管或支气管注入固定液,使肺各部分均得到良好固定,有利取材。肝肾可从相应动脉注入固定液。动物实验时,可通过左心进行灌注固定,使全身各组织脏器都能得到良好的固定。小动物(如大鼠和小鼠等)进行全身灌注固定时,可在容器中(最好是透明的,便于观察麻醉情况)放入含乙醚的棉花等,然后将动物放入容器中。当动物完全麻醉后,固定于木板上,剪开胸腔,暴露心脏。用抽取固定液的 30～50 mL 注射器配以适当针头,从左心室向主动脉方向刺入,注意不要移动。必要时可用线在动脉弓下打结固定针头。一边缓慢注射固定液,一边在右心房剪口放血。可先用生理盐水冲洗至无血液流出时,再注射固定液,直至固定液分布到全身。也可直接用固定液注射到不见血液流出。速度一般

15～20 d/(20～30)mL 液体。

（3）细胞涂片的固定方法：可采用浸入法和滴加法。用浸入法时，可将新鲜而湿润的涂片直接浸入固定液内，如可能，应每个病例单独固定，以免交叉污染。涂片较多而同时固定时，应注意玻片的放置，防止互相摩擦而脱落。还应注意编号防止混淆。用滴加法时，将固定液滴在平放的玻片上，待自然挥发干燥后即可染色。一般用浸入法固定效果较好，但应注意每次用后，都应过滤，防止脱落于固定液的细胞黏附到其他涂片上。

（4）微波固定法：微波固定的组织具有核膜清晰、染色质均匀、组织结构收缩小的优点，目前已用于病理诊断。但应用时应严格控制温度，否则会影响组织固定的质量。由于各器官的组织结构差别很大，因此固定的时间和温度也各不相同。对于尸检组织和活检组织等也有一定差别，应在实践中进一步摸索。

（三）固定液

用于固定组织的化学物质称为固定液或固定剂，一般由单一化学物质组成者称为固定剂或单纯固定液。由多种化学物质混合组成者称为混合固定液或复合固定液。常用的单纯固定液和混合固定液介绍如下。

1.单纯固定液

（1）甲醛：是一种约有 40％重量溶于水的气体，易挥发。市售的为 40％的甲醛水溶液，也称为福尔马林。此液久存自行分解，形成白色沉淀为副醛（三聚甲醛或多聚甲醛），可过滤后使用滤液。这种溶液中有甲酸产生，使溶液呈酸性，影响细胞核的染色，因此储存时间长的甲醛应放入少量碳酸镁或碳酸钠，或用大理石中和。在 40％甲醛中加入甲醇可阻止聚合作用。一般作为固定剂使用的 10％的甲醛，是用水和 40％甲醛（9：1）混合而成，实际上是 4％甲醛。40％的甲醛主要由甲醛的聚合形式构成，10％的甲醛主要由单体形式构成。聚合形式严重影响固定效果，因此不应使用新鲜非缓冲福尔马林作为固定剂。用作固定剂之前，应先用 pH 值 7.2 的磷酸盐缓冲液配制，或在溶液中加入醋酸钙，使溶液呈中性或弱碱性。可显著增加对铁离子的检出速度并且可完全避免福尔马林色素的形成。不能保存组织内的尿酸盐类结晶，对铁质和其他色素不利。

甲醛水溶液渗透能力强，固定均匀，组织收缩小，但经酒精脱水后收缩较大。甲醛为非沉淀性固定剂，不能使清蛋白和核蛋白沉淀。甲醛通过使蛋白质分子发生交联血产生固定作用。甲醛能与蛋白质中许多氨基酸反应，如赖氨酸、精氨酸、组氨酸、半胱氨酸、色氨酸等。并能保存脂类和类脂体，但必须用冰冻切片法。也可固定高尔基体、线粒体，是糖的保护剂。其价格较低，可用于固定和保存大标本。

根据组织块大小掌握固定时间，一般小块组织仅需数小时。温度高时（如夏季），固定时间可适当缩短。对于细胞涂片的固定，固定时间一般 15 分钟即可。胸腹腔积液和尿液涂片不含黏液，固定时间可短些。含黏液较多的标本（如食管、胃、痰液和阴道涂片等），固定时间可适当延长。长时间固定的标本，甲醛氧化产生的蚁酸在组织中与血红蛋白结合形成棕色的福尔马林色素。在制片前应注意充分流水冲洗，否则可能影响染色效果。组织中的福尔马林色素，可用以下方法去除。①Schridde 法：用 75％酒精 200 mL，加浓氨水 1 mL。石蜡切片脱蜡后在该溶液处理 30 分钟，用流水冲洗后染色。若色素仍存在，延长处理时间即可解决。该法对组织无损害。②Verocay法:用80%酒精100 mL和1%氢氧化钾1 mL配成溶液,切片脱蜡后在其中处理10分钟,再用流水冲洗两次,每次5分钟。而后用80%酒精浸洗后,即可染色。

(2)重铬酸钾:为橘红色结晶,具有毒性,常用其1%～3%水溶液作为固定剂。未酸化的重铬酸钾不能使蛋白质沉淀,但可以使蛋白质变为不溶性,保持其生活时的状态,此时染色体可被保存,但线粒体破坏。因此,应根据研究目的选择酸化或未酸化的重铬酸钾。重铬酸钾的穿透速度快,用重铬酸钾固定的组织几乎完全不收缩,但经酒精脱水后明显收缩。经重铬酸钾固定的组织,酸性染料着色良好,但碱性染料的着色较差。而且,不能与还原剂如酒精等混合,与甲醛混合时也不能长久稳定。固定的组织需经流水冲洗12小时左右,可根据情况适当延长。组织经重铬酸钾固定后用流水冲洗12～24小时,或用亚硫酸盐进行洗涤。

重铬酸钾常用予混合固定液。如ZenkerUL8LMaximov液和Regaud液等。

(3)苦味酸:为黄色结晶体,是一种强酸,易燃易爆。一般应配成饱和溶液储藏。常用其饱和溶液作为固定剂。苦味酸能沉淀一切蛋白质,穿透慢,组织收缩明显,但组织无明显硬化。对脂肪和类脂无固定作用,用酒精溶解可固定糖类。固定后的组织经酒精脱水即可,也可用50%或70%的酒精浸洗。苦味酸可软化火棉胶,因此用苦味酸或其混合固定液固定的组织不宜用火棉胶包埋。苦味酸可使皮肤软化,因此皮肤组织用苦味酸或其混合固定液固定时,易制作完整的切片。

用含苦味酸固定液固定组织时,时间不宜超过24小时,固定后的组织应尽快放入70%酒精,并在酒精中滴加少量饱和碳酸锂水溶液或浓氨水,有助于除去苦味酸固定产生的黄色。

(4)升汞纯晶:为针状结晶。一般用其5%～7%饱和水溶液作为固定剂。单独应用组织收缩显著;因此常与醋酸和铬盐配成混合固定液使用。升汞的穿透能力低,只宜固定薄片组织。对蛋白质有沉淀作用,可固定蛋白质,但对类脂和糖类无固定作用。用升汞的饱和水溶液固定时,应在临用时加5%冰醋酸。固定2～3 mm的组织需6～18小时,流水冲洗24小时后,保存于80%酒精。

用含升汞的固定液固定的组织易产生汞盐沉淀,在切片脱蜡后,应浸入0.5%碘酒(用70%酒精配制)脱汞,而后用0.5%硫代硫酸钠水溶液脱碘,流水彻底冲洗,再用蒸馏水洗后,进行染色。

(5)醋酸:纯醋酸为带有刺激性气味的无色液体,低于15 ℃时为冰醋酸。醋酸可以各种比例与水或酒精混合。常用其0.3%～5%溶液作为固定液,醋酸不能沉淀清蛋白、球蛋白,但能沉淀核蛋白。5%的醋酸pH值为2～8,可抑制细菌和酶的活性,可防止合溶;醋酸的穿透力强;不能保存糖,也不能固定脂肪和类脂,固定线粒体和高尔基复合体时不要用高浓度的醋酸。醋酸可较好地保存染色体的结构,因此固定染色体的固定液多含有醋酸。可把未分裂细胞核的染色质沉淀为块状体,清楚地显示细胞核。缺点是组织膨胀较明显,尤其对于胶原纤维和纤维蛋白。一般很少单独使用。

(6)铬酸:为三氧化铬的水溶液。用于固定的浓度为0.5%～1%。铬酸为强氧化剂,不能与酒精甲醛等混合,否则会还原为氧化铬失去固定作用。铬酸能沉淀蛋白质,核蛋白固定良好。对脂肪无固定作用,但对线粒体和高尔基复合体有固定作用。对组织的穿透能力弱,一般组织需固定12～24小时。固定的组织有收缩作用。而且,铬酸固定的组织宜避光保存,以防蛋白质溶解。铬酸的沉淀作用强,一般常与混合固定液应用。经铬酸固定的组织必须彻底流水冲洗(≥24小时),否则影响染色效果。

可获得更佳效果。特别适用于线粒体和内质网的固定。有时经锇酸固定的标本需进行脱色处理:切片经脱蜡入水后,先用新鲜配制的0.25%的高锰酸钾水溶液浸泡5分钟,此时切片呈深褐色,经自来水洗后立即浸入草酸-亚硫酸钾水溶液(1%草酸和1%亚硫酸钾水溶液分别存放,用时等量混合)5分钟,流水冲洗20分钟。也可再用2%过氧化氢处理30分钟,流水冲洗后染色效果更好。电镜标本常用1%高锰酸钾脱碘,锇酸固定的组织对碱性染料的亲和力强,细胞核的染色效果好,但减弱细胞质的染色效果,因此常配成混合固定液应用。用锇酸固定或用含锇酸的混合固定液固定的组织,固定后应用流水冲洗12～24小时,否则会影响染色效果。

(7)丙酮:为易挥发易燃的五色液体。可与水、醇、氯仿和醚等混合。可使蛋白质沉淀,渗透力强,对核的固定差。广泛用于酶组织化学方法中各种酶的固定(如磷酸酶、脂酶和氧化酶等)。作用基本与酒精相同,但对糖原无固定作用。

(8)三氯醋酸:为无色易潮解的结晶体,水溶液为强酸性,易溶于醇和醚。应密封于冷处保存。作用与醋酸相似,常在混合固定液应用,可使蛋白质沉淀。是Susa液的主要成分。同时它也是一种良好的脱钙剂。

(9)酒精:即乙醇,为无色液体,可与水无限相溶。有固定兼脱水作用,固定速度较慢,易使组织变脆。酒精是一种还原剂,易氧化为乙醛和醋酸,不能与强氧化剂如铬酸、重铬酸钾和锇酸等混合。用于固定的浓度为80%～95%。用于糖原的固定,如肝组织、阿米巴原虫和尤文瘤的糖原染色。对纤维蛋白和弹性纤维等固定效果好,其渗透力弱,能沉淀清蛋白、球蛋白和核蛋白。但核蛋白经沉淀后,能溶于水,不利于染色体的固定。用无水酒精固定时,其穿透速度快,可固定糖原,但取材宜薄。但渗透能力差,使组织收缩,易挥发和吸收空气中的水分,在使用时应盖好容器。可加入一些无水硫酸铜粉末吸去其中水分。高浓度酒精固定的组织硬化显著,时间过长组织变脆,收缩明显。用70%酒精可较长时间保存组织。50%以上酒精可溶解脂肪和类脂体,并可溶解血红蛋白,对其他色素也有破坏,因此有上述物质需要固定时,不能用酒精固定。酒精一般不作常规固定剂,用酒精固定时,常先用30%酒精固定数小时,再换95%酒精继续固定。

2.混合固定

(1)B-5固定液:即醋酸钠-升汞-甲醛固定液。多用于固定淋巴组织。用该液固定的组织,在染色前应进行脱汞处理。

固定液配方:无水醋酸钠1.25 g,升汞6 g,甲醛10 mL(用时加入),蒸馏水90 mL。如不用甲醛,则称为B-4固定液。

(2)Bouin液:是一种常规用于外科活检标本固定的良好固定液。用于固定大多数器官和组织,适用于结缔组织染色,尤其是三色染色时更为理想。固定效果好,组织细胞结构完整。细胞核着色鲜明,但细胞质着色较差。对脂肪的固定效果好,尤其适用于含脂肪的淋巴结,乳腺组织和脂肪瘤标本的固定。固定液偏酸,pH值为3～3.5,对抗原有一定损害,使组织收缩,不适宜于标本的长期保存。有一定毒性,应避免吸入或与皮肤接触。固定时间12～24小时。

固定后组织被染成黄色,需用70％～80％酒精洗涤。在酒精中加入饱和碳酸锂水溶液有助于清除组织块的黄色。固定液配方:饱和苦味酸水溶液：甲醛水溶液：冰醋酸为 15：5：1。也可用酒精混合配制。配方为80％酒精150 mL、甲醛水溶液 60 mL、冰醋酸15 mL、结晶苦味酸1 g。此液用前配制,比经典 Bouin 液渗透力强,固定时间约 24 小时,固定后可直接转入 95％酒精。

(3)Carnoy 液:固定胞浆和细胞核,对于染色体固定佳,显示 DNA 和 RNA 效果好。也常用于糖原和尼氏体的固定。糖原储积病的标本可用此固定位固定。但不能保存脂类,不适用于脂肪染色。该液有防止酒精的硬化和收缩作用,增加渗透力,外膜致密不易渗透的组织可用其固定。该液固定速度快,3 mm厚的组织块1 小时内即可固定,大块材料最好不超过 4 小时。固定液配方:冰醋酸10 mL,氯仿 30 mL,无水酒精 60 mL。

(4)Mtlller 液:此液作用缓慢,固定均匀,组织收缩小,多用于媒染和硬化神经组织,固定时间可很长(数天到数周)。固定过程中,需常更换新鲜液体。固定后流水冲洗,酒精脱水。

固定液配方:重铬酸钾 2～2.5 g,硫酸钠 1.0 g,蒸馏水 100 mL。

(5)Orth 液:为常用的常规固定液,对胚胎组织、神经组织和脂肪组织固定均可。该液渗透力强,组织收缩小。但固定液应在临用时配制,在暗处固定,固定24 小时左右。固定液变为黑色时即不能再用。固定后流水冲洗 12～24 小时,可存于 70％酒精中。

固定液配方:重铬酸钾 2.5 g,硫酸钠 1.0 g,蒸馏水 100 mL,37％～40％甲醛 10 mL(用时加入)。

(6)PFG 液:适用于多种肽类抗原的固定,多用于免疫电镜研究。对细胞抗原性和结构的保存较好。固定液配方为对苯醌 20 g,多聚甲醛 15 g、25％戊二醛40 mL、0.1 mol/L 二甲胂酸钠缓冲液1000 mL。

配制方法:用适量二甲胂酸钠缓冲液溶解对苯醌和多聚甲醛,然后加入戊二醛,最后用二甲胂酸钠缓冲液补足 1000 mL。

(7)PLP 液和 PLPD 液:PLP 液即过碘酸盐-赖氨酸-多聚甲醛固定液。适用于富含糖类组织的固定。对细胞结构和抗原性保存好。固定液中的过碘酸可氧化糖类形成醛基,而后与赖氨酸的二价氨基结合形成交联,从而使糖类固定。因为抗原多为糖蛋白,固定了糖类,也使抗原得以原位固定。

固定时间 6～18 小时。

固定液配方:①储存液 A-pH7.4 的 0.1 mol/L 赖氨酸-0.5 mol/LNa_2HPO_4 液:赖氨酸盐酸盐(相对分子质量 182.24 道尔顿)1.827 g,溶于 50 mL 蒸馏水中,即为 0.2 mol/L的赖氨酸盐酸盐溶液;而后加入 Na_2HPO_4 至 0.1 mol/L,将 pH 值调至 7.4,用0.1 mol/L 的 PB 补足100 mL,使赖氨酸浓度也为 0.1 mol/L,4 ℃冰箱保存。②储存液 B-8％多聚甲醛:多聚甲醛 8 g,蒸馏水100 mL。过滤后 4 ℃冰箱保存。临用时,取 3 份 A 液和 1 份 B 液混合后,加入结晶过碘酸钠,使过碘酸钠终浓度为 2％,此时 pH 值为 6.2。据认为较好的配比为 0.01 mol/L 的过碘酸盐、0.075 mol/L 的赖氨酸、2％的多聚甲醛和0.037 mol/L的磷酸缓冲液。

PLPD 液的配方:pTp 液 25 mL,2.5％的重铬酸钾 25 mL。4 ℃冰箱固定 36～54 小时。

(8)Rossman 液:对糖原固定好。固定 12～24 小时,用 95％酒精洗。

固定液配方:无水酒精苦味酸饱和液 90 mL、甲醛 10 mL。

(9)Zenker 液:为形态学研究常用的固定液。可用于固定多种组织,使细胞核和细胞质染色较清晰,常用于三色染色。对免疫球蛋白染色最好。用于一些肿瘤标本(如横纹肌肉瘤和恶性畸胎瘤)的固定效果好。对于病毒包涵体(如 Negri 小体)的固定效果也较好。但对于含血量较多的标本,如充血的脾脏和肺梗死等标本则不合适。固定时间 12～36 小时,加热可加快固定作用。固定后流水冲洗 12 小时,在 70%酒精脱水时加入碘(配成 0.5%碘酒)脱汞。

固定液配方:储存液由重铬酸钾 2.5 g,升汞 5 g,蒸馏水 100 mL 组成,用时加入冰醋酸 5 mL。配制该液体时,可将重铬酸钾和升汞一起加入蒸馏水中,加温 40～50 ℃溶解,冷却过滤后存于棕色瓶内。用时取此液 95 mL,加入冰醋酸 5 mL 即可。此液在醋酸加入后可与重铬酸钾作用产生铬酸。铬酸、醋酸和升汞均为染色质的沉淀剂,且铬酸可防止升汞对组织的过度硬化,醋酸可减少铬酸对组织的收缩作用,并可增加固定液的穿透速度。此固定液不能用金属容器盛放,组织固定后,也不要用金属镊夹取。进行磷钨酸-苏木精染色的组织应用该固定液固定。此液中的冰醋酸用甲醛代替即为 Helly 液。在 Zenker 储存液中加入 10 mL 甲醛水溶液。即变成 Maximow 液。

(10)4%多聚甲醛-0.1 mol/L 磷酸缓冲液(pH 值 7.3):该固定液适用于光镜免疫组织化学方法。动物先用此液进行灌注固定,取材后,再用该液浸泡固定 2～24 小时。该液也可用于组织标本的较长时间的保存。

固定液配方:40 g 多聚甲醛,溶于 1000 mL 0.1 mol/L 的 PB 液,加热 60 ℃,边搅拌、边加温至透明即可(一般滴加少量 1 mol/L 的 NaOH)。

(11)4%多聚甲醛-磷酸二钠/氢氧化钠液:该固定液适用于光镜和电镜免疫组织化学方法。用于免疫电镜标本时,应加入新鲜配制的戊二醛,使其终浓度为 0.5%～1%。此固定液性质温和,可长期保存组织。

固定液配方:甲液——多聚甲醛 4.0 g,蒸馏水 400 mL;乙液——$NaH_2PO_4 \cdot 2H_2O$ 16.88 g,蒸馏水 300 mL;丙液——NaOH 3.86 g,蒸馏水 200 mL。先将甲液中多聚甲醛完全溶解,乙液倒入丙液混合后倒入甲液,用 1 mol/L NaOH 或 1 mol/L HCl 将 pH 值调至 7.2～7.4。补充蒸馏水至 1000 mL,充分混合后,4 ℃保存。

(12)甲醛-钙液:特别适用于固定脂肪组织和组织化学染色。

固定液配方:甲醛 10 mL,无水氯化钙 1 g,蒸馏水 90 mL。

(13)酒-甲醛液:此液有脱水作用,固定后可直接入 95%酒精脱水。对皮肤组织中肥大细胞的固定好。

配方:95%酒精或无水酒精 90 mL,40%甲醛 10 mL。

(14)乙醚-酒精液:固定液渗透性强,固定效果好,用于细胞涂片等固定。

固定液配方:95%酒精 49.5 mL,乙醚 49.5 mL,冰醋酸 1 mL。

(15)中性缓冲甲醛液:为免疫组织化学最常用的固定液,对组织穿透性好,组织收缩小。对大多数抗原物质保存较好,对细胞膜的通透性有影响,可能使某些大分子抗原失去活性。固定时间以 24 小时以内为宜。

固定液配方:40%甲醛 10 mL,0.01 mol/L pH 值 7.4 的 PBS 90 mL。

(16)中性甲醛液:是最常用的固定液之一,固定效果好。

固定液配方:40%甲醛 120 mL,蒸馏水 880 mL,磷酸二氢钠($NaH_2PO_4 \cdot H_2O$)4 g,磷酸氢二钠(Na_2HPO_4)13 g,pH 值 7.0。10%的甲醛中含饱和碳酸钙也称中性甲醛。

(四)组织固定后的洗涤

1.用水配制的固定液固定的组织洗涤法

常用的固定液为 10%的甲醛水溶液,可用流水冲洗。冲洗的时间与标本的种类,组织块大小和固定时间长短有关。尸检组织和犬动物组织,一般冲洗 24 小时,小动物组织冲洗 2～10 小时。新鲜标本固定时间短,冲洗时间也相应缩短;反之,固定时间长的标本,冲洗时间也应延长。冲洗时,组织放在广口瓶中,瓶口用纱布罩好并扎紧,防止组织块漏出。用一根适当的管子,一端接自来水龙头,一端插入瓶底,开启水龙头,使水缓缓流出即可。对于过小的组织、穿刺组织和小动物组织,多次换水浸泡即可,可不用流水冲洗。

2.用含酒精固定液固定的组织洗涤法

用酒精或含酒精的固定液固定的组织。一般不可冲洗。如冲洗,要用酒精冲洗,酒精浓度与固定液中酒精浓度近似。

3.特殊固定液固定的组织洗涤法

(1)重铬酸钾:流水冲洗 12～24 小时,或用亚硫酸钠溶液冲洗,也可用 1%的氨水溶液洗涤。

(2)铬酸固定液:用流水冲洗 12～24 小时,应注意洗涤干净,否则影响染色。

(3)苦味酸:用 50%或 70%的酒精浸洗。可脱去苦味酸的黄色。洗涤时,酒精中可加入少量饱和碳酸锂水溶液,直至酒精不变色即可。

(4)氯化汞:含氯化汞固定液固定的组织,常形成一种菱形结晶(氯化亚汞)或不规则的物质(金属汞),使组织变脆或造成染色不良。组织经流水冲洗,而后用 70%或 80%的酒精洗涤,再加入少许 70%酒精配制的 0.5%的碘酒溶液,待棕色消失后继续冲洗,直至脱汞酒精无色。最后用 5%的硫代硫酸钠溶液除去碘。切片经脱蜡至 70%的酒精时,入 70%酒精配制的 1%的碘酒 10 分钟,而后用 5%硫代硫酸钠水溶液去碘即可。

第二节　组织切片技术

不同的切片制备方法,其切片方法也有较大差别,组织切片法包括石蜡切片法、冰冻切片法、火棉胶切片法、石蜡包埋半薄切片法、树脂包埋薄切片法和大组织石蜡切片法等。常用的切片工具包括组织切片机、切片刀和自动磨刀仪器等。以下分别加以叙述。

一、石蜡切片法

组织经石蜡包埋后制成的蜡块,用切片机制成切片的过程称为石蜡切片法。为现在病理诊断常用的制作切片方法。在切片前应先切去标本周围过多的石蜡(此过程称为"修块"),但也不能留得太少,否则易造成组织破坏,连续切片时分片困难。一般切 4～6 μm 的切片,特殊情况可切 1～2 μm。要观察病变的连续性可制作连续切片。除此之外,石蜡包埋的组织块便于长期保存,因此石蜡切片仍是目前各种切片制作方法中最常用、最普遍的一种方法。

(一)切片前的准备

(1)固定后的标本经脱水、透明、浸蜡和包埋后,制成蜡块。高质量的蜡块和锋利的切片刀是保证切片质量的关键环节。检查切片刀是否锋利,简便的方法是用头发在刀锋上碰一下。如一碰即断。说明刀锋锋利。用显微镜观察可确定刃口是否平整。有无缺口。

(2)准备充足的经过处理的清洁载玻片和恒温烤片装置,用大中号优质狼毫毛笔和铅笔(用于在载玻片的粗糙端写号)书写,如用普通载玻片,可用碳素墨水和蛋白甘油按3:1体积混合后书写。

(二)切片制作过程

(1)预先修好的组织块先在冰箱中冷却,而后装在切片机固定装置上。将切片刀装在刀架上,刀刃与蜡块表面呈5°夹角。将蜡块固定,调整蜡块与刀至合适位置,并移动刀架或蜡块固定装置,使蜡块与刀刃接触。

(2)切片多使用轮转式切片机,使用时左手执毛笔,右手旋转切片机转轮。先修出标本,直到组织全部暴露于切面为止,但小标本注意不要修得太多,以免无法切出满意的用于诊断的切片,大标本应注意切全。切出蜡片后,用毛笔轻轻托起,而后用齿科镊夹起,正面向上放入展片箱(展片温度根据使用的石蜡熔点进行调整,一般低于蜡熔点,10~12 ℃),待切片展平后,即可进行分片和捞片。切片经30%的酒精初展后,再用载玻片捞起放入展片箱展片更易展平。为减少切片刀与组织块在切片过程中产生的热量,使石蜡保持合适的硬度,切片时可经常用冰块冷却切片刀和组织块,尤其在夏季高温季节更为必要。

(3)轮转式切片机切取组织,是由下向上切,为得到完整的切片,防止组织出现刀纹裂缝,应将组织硬脆难切的部分放在上端(如皮肤组织,应将表皮部分向上。而胃肠等组织,应将浆膜面朝上)。

(4)捞片时注意位置,要留出贴标签的空间,并注意整齐美观。捞起切片后,立即写上编号。

(5)切片捞起后,在空气中略微干燥后即可烤片。一般在60 ℃左右烤箱内烤30分钟即可,也可用烤片器烤片。血凝块和皮肤组织应及时烤片。但对脑组织(人体较大组织)待完全晾干后,才能进行烤片。否则,可能产生气泡影响染色。

(三)切片的注意事项

1.组织的取材和固定

取材时,组织块的大小厚薄应适当,过大、过厚的组织,固定液不易渗透,易引起固定不良。过小、过薄的组织,在固定和脱水的过程中易变硬或产生弯曲扭转,同样影响切片质量。陈旧、腐败和干枯的组织不宜制作切片。用陈腐组织制成的切片往往核浆共染,染色模糊,组织结构不清,无法进行观察。固定不及时和固定不当的组织,染色时常出现核质着色较浅,轮廓不清,出现不同程度的片状发白区。组织固定时,固定液的量应充足,至少要在4倍以上,同时注意组织块不要与容器贴壁。至于组织固定的时间,根据具体情况加以掌握。

2.组织脱水、透明和浸蜡

组织脱水用的各级酒精,应保证相应浓度,以便组织脱水彻底。但无水酒精中,组织块放置时间不宜过长,否则组织过硬,切片困难。遇到此情况,可将组织浸在香柏油中软化,用二甲苯洗去香柏油后,再重新浸蜡和包埋。脱水酒精,尤其是无水酒精中混有水分,则组织脱水不干净。经二甲苯时,组织也无法透明,呈现浑浊。此时,应将组织在新的酒精中重新脱水。二甲苯透明也应充分,否则不利于石蜡的浸透。但组织在三甲苯内的时间应严格掌握,时间过长组织易碎,也无法切出好的切片。时间不足,则石蜡不易浸透。浸蜡的温度也不宜过高,时间长短也应加以控制。总之,组织脱水、透明和浸蜡对于切片质量都有一定影响,组织脱水、透明和浸蜡过度,组织块变硬变脆,因此对于小块组织或小动物标本应注意时间。但若时间不够,组织块硬化不够,也不利于切片和染色,对诊断带来困难。因此应注意各具体环节的操作,并注意保证各种试剂的质量。

3.切片

组织块固定不牢时,切片上常形成横皱纹。切片刀要求锋利且无缺口,切片自行卷起多由切片刀不锋利所致,切片刀有缺口时,易造成切片断裂破碎和不完整。骨组织切片时,用重型较好。全钢刀或单面钨刀也适合石蜡或火棉胶包埋的骨组织。

4.切片刀和切片机

切片刀放置的倾角以 20°～30°为好。倾角过大切片上卷,不能连在一起。过小则切片皱起。应注意维护切片机,防止因螺丝松动产生震动,切片时会造成切片厚薄不均。遇硬化过度的肝、脑、脾等组织时,应轻轻切削,防止组织由于震动产生空洞现象。

5.特殊要求切片的制作

石蜡切片虽然有很多优点,但制片过程中要经过酒精和二甲苯等有机溶剂处理,因此很易造成组织内抗原性的丧失,在用于免疫组化染色时影响结果的准确性。因而,有人采用冷冻干燥包埋法,即将新鲜组织低温速冻,利用冷冻干燥机在真空和低温条件下除去组织内的水分,然后用甲醛蒸汽固定干燥后的组织,而后在进行浸蜡、包埋和切片。此法可保存组织内的可溶性物质,防止蛋白质变性和酶的失活,减少抗原的丢失。用于免疫荧光标记、免疫酶标记和放射自显影。

二、冰冻切片法

冰冻切片在组织学技术中应用广泛,对临床手术患者的术中快速病理诊断尤其具有重要意义。另外,因冰冻切片制作时不经各级酒精的脱水及二甲苯的透明等过程,因此对脂肪和类脂的保存较好,在进行脂肪染色和神经组织髓鞘的染色常用。

(一)直接冰冻切片法

冰冻切片多用于新鲜组织和用甲醛固定的组织和低温冰箱冷藏的组织块等。组织块不经任何包埋剂而直接放在制冷台上冷却后进行切片。

1.恒冷箱切片

将组织块在恒冷箱的切片机上切片。恒冷箱切片机的种类较多,可根据实际情况加以选用。一般调节温度为－25 ℃左右。箱内温度下降后,打开观察窗,将组织固着器放置到速冻台上,先放少量 OCT 或羧甲基纤维素,待冻结后将组织块放上,并在其周围加适量包埋剂,将组织块包埋。组织冻结后将组织固着器装到切片机上,调整组织的切面与刀刃平行并贴近刀刃,将厚度调至适当位置后,关闭观察窗。初步修出组织切面后放下防卷板,开始切片。切出切片用载玻片贴附后,进行吹干或固定。这种切片用于科研和教学的连续切片,效果较好。在切片前,应预先启动进行预冷,同时准备多个冷却头,用于多块组织切片。

2.半导体制冷冰冻切片法

组织块放置在半导体制冷台上,加少许蒸馏水,调好切片的厚度。接通循环流水后,再接通电源,而且在使用的全过程中流水不能中断,关闭电路后才能停水。还应注意电源正负极不能接反,用整流电源控制温度。冰冻组织周围的水不宜过多,用手检查组织块的硬度,当可切成厚薄一致的切片时,即可切片。切片用毛笔展平后,立即用载玻片贴附,待切片刚要融化时,即刻入固定液内固定1分钟。已固定的组织切片,收集于清水中。根据目的进行染色。暂时不染色的切片,用载玻片敷贴。

3.甲醇制冷器制冷箱

为附有带导管的制冷台和制冷刀的甲醇循环装置。其冷却速度较快,属开放式,做一般常规冰冻切片用。

4.二氧化碳冰冻法

将组织块放在冰冻切片机的冷冻台上,加 OCT 少许。打开冷冻台的二氧化碳开关,二氧化碳气体喷出,待组织出现冷霜时,关闭二氧化碳,即可切片。组织冷冻过硬易碎,若冷冻不够,组织块硬度不足,切片呈粥糜状,无法成片,应用间歇冷却法继续冷却。硬度一般在刚开始解冻时最适合,应迅速切片。

(二)冰冻切片粘片法

1.蛋白甘油粘片法

冰冻切片粘片法基本按石蜡切片的粘片处理,但烤片温度不宜超过 40 ℃。烤干后立即取出,温度过高,时间过长,则切片易碎。烤干后用 70%酒精和自来水略洗后即可染色。

2.Lillie 明胶粘片法

切片放入 1%明胶水溶液数分钟,捞到载玻片上,倾去多余液体。用 5%甲醛水溶液固定5 分钟,水洗 10 分钟,即可染色。

3.酒精明胶粘片法

切片浸于 0.1%或 0.75%明胶溶液(用 40%酒精配制)数分钟,用载玻片捞起后,室温干燥,入氯仿 1 分钟,经 95%和 75%酒精洗去氯仿,再经蒸馏水洗后即可染色。

三、火棉胶切片法

(一)切片方法

火棉胶切片使用滑动式切片机。切片前应检查切片机情况,保证刀片锋利,无缺口,胶块硬度也应合适。切片刀与滑行轨道的角度以 20°～40°为好,组织较硬者,角度要小。清除角(刀刃与胶块平面的夹角)为 4°～6°,切片时,用右手推刀,左手用毛笔蘸 70%或 80%酒精,随时湿润胶块和切片刀。切片时,右手来回推拉切片机的滑动部分(有刀架滑动和标本台滑动两种)进行切片,用力尽量均匀,不要中途停顿,速度过慢可能造成锯齿不平,过猛易引起切片碎裂。当修块到组织块切面全部露出时,即可正式切片。一般切片厚度 10 μm。切连续切片时,切好的胶片应先放在 70%或 80%的酒精中,而不立即贴在载玻片上。同时做好号码标记(书写液配方:丙酮:乙醚:浓墨汁=5:5:3)。余下的胶块也应保存在 80%酒精中。

（二）切片的注意事项

火棉胶切片是采用湿切的方法，与石蜡切片法不同。用火棉胶包埋的组织块，在切片前后均应保存在 70％酒精中，防止火棉胶继续挥发，影响硬度。切片时也应随时用 70％或 80％酒精涂在火棉胶组织块和切片刀上，保持一定的湿度和硬度。在支持器上固定火棉胶组织块的方法是用乙醚先溶解组织块的底部，而后用 8％的液体火棉胶粘贴组织块。

（三）火棉胶切片粘片法

1. 蛋白甘油粘片法

切片放在涂有薄层蛋白甘油的载玻片上，用滤纸吸干，加几滴丁香油，放置数分钟，用滤纸沾去丁香油，经 95％酒精和蒸馏水冲洗，即可染色。

2. 明胶粘片法

明胶 4 g，溶于 20 mL 冰醋酸，在 65～70 ℃水浴内加温溶化。加 70％酒精 70 mL 和 5％铬矾水溶液 1～2 mL。将以上混合液滴在载玻片上，干燥后即形成一层明胶膜，遇水后明胶膜溶化产生一定黏性，将切片贴附。

3. 火棉胶粘片法

将切片从 70％酒精移到载玻片，展平后，滤纸吸干，在切片上薄涂一层 0.5％火棉胶溶液，蒸馏水洗后染色。

四、大组织石蜡切片法

制备大组织块可观察完整的组织病变情况，以及保持结构上的连续性。有时在病理诊断上有重要的意义。因为有些病变在肉眼无法分辨正常组织和病变组织的界限，尤其像甲状腺组织肿瘤，观察有无包膜浸润或包膜是否完整，如不用大组织块，则必须将一完整肿瘤的断面分成若干小组织块，如果包埋不当或切面不正，则无法全面观察病变组织的分布情况而影响诊断。因此，制备大石蜡组织切片很有必要。制备方法简介如下。

（一）取材

组织取材厚度为 0.3～0.5 cm，也可厚 0.5～0.8 cm。

（二）冲洗

对陈旧性标本应用自来水冲洗 24～48 小时，而后用蒸馏水充分洗涤，再用乙醇氨水溶液浸泡组织 10 小时。

（三）脱水、透明和浸蜡

不同厚度的组织块。相应的时间不同。

（四）包埋

用 52～54 ℃石蜡包埋，包埋时注意放平整，否则切片不易切完整。

（五）切片

为减少大块组织块切片困难，可考虑采用以下方法：①用较软的蜡包埋，适当减小蜡块硬度。②切片前不用冰箱预冷。③切片刀尽量锋利，蜡块略倾斜。

（六）展片和烤片

切片切出后，用毛笔轻轻移到纸上，放入冷蒸馏水中，等片刻后用大载玻片捞到 20 ℃温水中，而后再入 40～50 ℃温水。完全展平后，捞片，晾干后烤片 5 分钟。

（七）染色

HE染色时，切片脱蜡后，为防脱片，可用5%火棉胶薄层覆盖，用85%酒精和水洗硬化。Harris苏木精液染3～5分钟，盐酸酒精适度分化，胞浆用伊红酒精饱和溶液。用中性树胶封片。根据需要，也可做特殊染色和免疫组化染色。

五、石蜡包埋半薄切片法

切片与常规方法相同，但切片刀要锋利，最好用一次性切片刀。气温高时，可将蜡块和切片刀冷却后切片。

六、树脂包埋半薄切片法

切片时用钢锉修整聚合块，露出组织。在普通切片机用硬质钨钢刀，切1～2 μm的切片。在常温水展平后，贴附于载玻片，充分烤干后即可按需要染色。

七、振动切片

用振动切4片机，可把新鲜组织（不固定，不冰冻）切成厚20～100 μm的切片。可用漂染法在反应板进行免疫组化染色，而后在立体显微镜下检出免疫反应阳性部位。经修整组织，进行后固定，再按电镜样本制备、脱水、包埋、超薄切片和染色观察。可较好地保存组织内脂溶性物质和细胞膜抗原，用于显示神经系统抗原分布。这种切片法尤其适用于免疫电镜观察。

八、塑料切片

塑料包埋组织的切片方法与常规切片方法相同。可同时进行光镜和电镜检测，定位准确。塑料包埋切片厚度可达0.5～2 μm（半薄切片）。塑料切片主要用于免疫电镜的超薄切片前定位。包埋前染色的标本，切半薄切片后不需染色，直接在相差显微镜下观察。免疫反应部位成黑点状，定位后进一步做超薄切片，这样可明显提高免疫电镜阳性检出率。

九、碳蜡切片

按石蜡切片法切片，但操作时注意碳蜡块尽量不要接触水和冰块，储存应密封干燥冷藏。该方法的缺点是夏季室温高时，切片困难，连续切片不如石蜡切片容易。但碳蜡吸水性较强，也不易长期保存。

十、超薄切片

用于电镜标本的制备。

第三章 乳腺肿瘤的病理诊断

第一节 浸润性癌(非特殊型)的病理诊断

一、非特殊型浸润性癌的概念

一般认为,人类绝大多数乳腺癌来源于腺上皮,按其组织形态,可分为两种主要类型,即导管癌与小叶癌。过去依据"组织形态反映组织起源"的传统观点,曾经较普遍地认为导管癌与小叶癌发生在乳腺分支管道系统的不同区段,浸润性导管癌起源于乳腺小叶外导管上皮,小叶癌来自乳腺小叶腺泡。但小叶癌来自乳腺小叶的看法一直缺少确实的证据支持,实际上,发生于小叶外中、大导管的癌并不多见。现在已经认识到,导管癌与小叶癌均起源于乳腺的终末导管小叶单位(terminal duct lobular unit,TDLU)。采用比较基因组杂交(comparative genomic hybridization,CGH)对乳腺癌组织学类型与非均衡性染色体畸变相关性的细胞遗传学研究也显示,导管癌和小叶癌的组织发生具有同源性。导管癌和小叶癌的区分,主要依据其各自特有的细胞学和组织学构型模式,但这种差异并不反映其组织发生学的不同。实际上导管癌和小叶癌均起源于乳腺上皮干细胞,只是分化方向有所不同,显示不同的表型。导管原位癌和小叶原位癌可能在生物学行为上有一定差异,但在浸润性癌,这种差异并不像两者截然不同的组织学形态那么显著。与浸润性癌比较,浸润性小叶癌更多地显示多灶性和双侧乳房发生。

在2012年版WHO乳腺肿瘤分类中,将浸润性导管癌,非特殊类型(invasive ductal carcinoma,not otherwise specified,NOS)命名修改为非特殊类型的浸润性癌,亚类包括多形性癌、伴有破骨样间质巨细胞的癌、伴有绒癌特征的癌和伴有黑色素特征的癌四类。与2003年分类相比,去掉了混合性癌,不再强调所谓的"导管上皮起源"。乳腺的浸润性癌是指癌成分突破乳腺导管或腺泡的基底膜侵入间质,也有作者认为应该指癌细胞侵入非特化的小叶间质,这在乳腺微小浸润性癌的判断标准中可以看出端倪。乳腺浸润性癌占乳腺癌的85%以上。

乳腺浸润性癌的分类方法很多,其依据也是多因素的,如依据癌细胞的类型(如大汗腺癌)、依据分泌物的类型和量(如黏液癌)、依据组织结构(如浸润性乳头状)、依据扩散方式(如炎症型癌),以及常见与少见、预后的好坏等,类型繁多,名称各异。乳腺浸润性导管癌也曾经使用过许多名称,如1968年、1981年版的WHO乳腺肿瘤分类就使用过单纯癌、硬癌、髓样癌等名词。2003年版WHO分类采用了"浸润性导管癌,非特殊性"(NOS)的名称,也有分类称之为浸润性导管癌,非特殊型(NST)。其含义有两个方面,一是指这一组浸润性乳腺癌缺乏足够的特殊的、具有亚型分类意义的组织学典型特征,不能像小叶癌或小管癌那样归为一个特殊的组织学类型,二是指这一组浸润性乳腺癌不同于小叶癌或小管癌、产生黏液的癌、富于脂质的癌、分泌性癌、化生性癌等特殊类型的癌,以强调与特殊型浸润性癌的区别。

二、非特殊型浸润性癌的临床病理特点

非特殊型浸润性癌是乳腺浸润性癌中最常见的类型,是最大的一组乳腺浸润性癌,占所有

乳腺浸润性癌的 40%～75%。

(一)临床特征

非特殊型浸润性癌的流行病学特点与乳腺癌的整体情况基本一致,年龄分布广,发病率随年龄的增加而迅速增长,多见于 40 岁以上的女性,年轻妇女也有发生。与乳腺癌总体相比,非特殊型浸润性导管癌预后和治疗效果相似或稍差。发生乳腺癌的危险因素包括阳性家族史,月经来潮早,绝经迟,以及未生育等。不同的风险因素与不同类型的乳腺癌相关,如激素风险因素与 ER 阳性的乳腺癌有关,BRCA1 相关的家族性风险与具有髓样癌特征的癌相关,而BRCA2 相关的家族性风险与 ER 阳性的乳腺癌相关。

临床上多数患者因乳腺肿块就诊,部分可有乳头血性溢液。查体可触及肿块,肿块多无疼痛,可与皮肤或深部组织粘连,局部皮肤可形成溃疡,出现典型的橘皮样外观,乳头可有回缩凹陷(图 3-1)。部分患者就诊时已有腋窝淋巴结转移,显示腋窝淋巴结肿大、粘连、固定。

影像学检查有助于乳腺癌的发现和确诊。乳腺钼靶摄影可清楚显示乳房内<1 cm 的结节性病灶,能够发现临床不能触及的结节,并可准确定位。超声检查显示肿块不规则,无包膜,断面呈蟹足样或锯齿样,部分出现"恶性晕"征,肿块内部回声复杂多样,分布不均匀,在高频声像图中可见钙化呈强回声(图 3-2),有时可见浸润皮肤和皮下脂肪的征象,肿块内部血流信号增多,典型者呈高速高阻型频谱。CT 检查显示肿块不规则,边缘见毛刺,密度较高且不均匀(图 3-3),可有坏死区,增强扫描时呈不均匀强化,乳腺导管壁的中断、破坏,皮肤层次不清,皮下脂肪间隙模糊。MRI 检查肿块边缘不规则、毛刺状,早期增强率常≥80%。

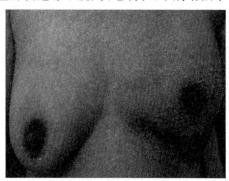

图 3-1　乳腺浸润性癌

左侧乳腺皮肤呈橘皮样外观,乳头内陷

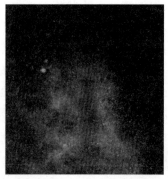

图 3-2　乳癌影像学:微钙化

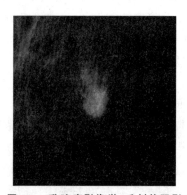

图 3-3　乳腺癌影像学:毛刺状阴影

（二）病理特征

1.微浸润性癌

在2003年版WHO的乳腺肿瘤组织学和遗传学分类中，没有给出明确的诊断标准，只广义地提及癌细胞突破导管基底膜并侵入非特化的小叶间质中。美国匹兹堡大学妇儿医院的诊断标准是癌细胞突破基底膜2 mm，行免疫组化检测，ER-/PR-/Her2阳性，如果患者仅做了乳腺节段或部分切除，需要放疗。肿瘤分期为pN0不需化疗；如为pN1M1，要进行化疗。如患者已做了全乳腺切除术，不再进行化疗和放疗。

而在2012年版WHO分类中给出了明确的诊断标准，微浸润性癌是指癌细胞突破导管基底膜，浸润灶的最大径≤1 mm，可以是单灶或多灶。如果为多灶性，则以直径最大灶计算，而不累加。并不要求是否侵入到非特化小叶间质中。多见于高级别导管原位癌，病理分期为pT1mic。

2.浸润性癌

巨检：此型肿瘤肉眼观察无明显特征，大小从1.0 cm至10.0 cm以上不等。肿瘤外形不规则或结节状（图3-4），与周围组织缺乏明显界限，质地硬，可有砂粒感，切面通常呈灰白色夹杂黄白色条纹，可见坏死。典型病例为实性纤维性硬块，边缘蟹足样放射状，侵袭性生长（图3-5）。部分病例肿瘤界清，呈膨胀性边缘。

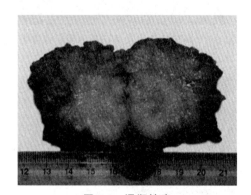

图3-4　浸润性癌

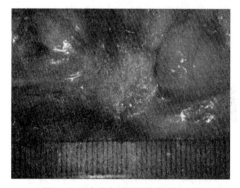

图3-5　肿瘤与周围的脂肪组织

镜检：非特殊型浸润性癌的组织学形态不一，缺乏规律性的结构特征。肿瘤细胞一般体积较大，形状各异，异型性明显，胞质较丰富，略呈嗜酸性。核大小一致或高度异型，可有多个明显的核仁，核分裂象数量不一。肿瘤细胞可排列成条索状、簇状、小梁状、巢状，也可大片实性分布（图3-6～图3-11）。癌细胞界限较清楚，也可呈合体细胞样。部分病例腺样分化明显，或在肿瘤细胞巢团中形成具有腔隙的管状结构（图3-12、图3-13）。偶尔可见一些具有单层线状浸润或靶环状结构的区域，类似于浸润性小叶癌，但其缺乏小叶癌的细胞形态特征。肿瘤可以出现鳞状化生、大汗腺化生或透明细胞癌。相当部分病例可见导管原位癌病灶，以粉刺型、高级别的导管原位癌多见，其他型也可见到。有时也可见小叶原位癌。间质成分多少不一，可以为致密的胶原化间质，也可为富于细胞的纤维性间质。钙化也是常见的现象，可在癌细胞片巢的坏死中出现，也可存在于导管原位癌的成分中。部分病例可见显著的淋巴细胞、浆细胞浸润，甚至出现肉芽肿样反应。癌组织常侵犯血管、淋巴管（图3-14），也常见神经周围浸润。肿瘤边缘有些呈膨胀性生长(图 3-15),有些呈浸润性生长(图 3-16)。

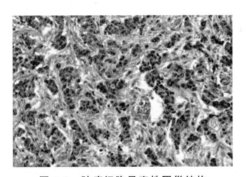

图 3-6　肿瘤细胞呈实性团巢结构

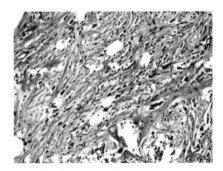

图 3-7　肿瘤细胞呈单细胞条索状结构

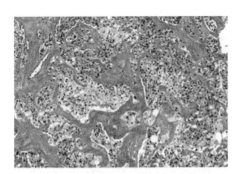

图 3-8　肿瘤细胞呈实性不规则团巢状排列

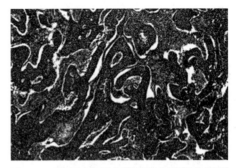

图 3-9　肿瘤细胞呈实性不规则团巢状排列

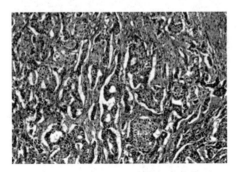

图 3-10　肿瘤细胞呈实性条索状排列

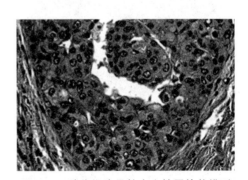

图 3-11　肿瘤细胞呈较大实性团块状排列

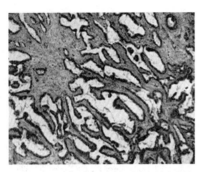

图 3-12　肿瘤细胞呈简单的腺样结构

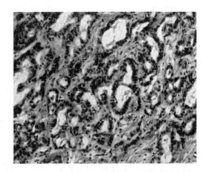

图 3-13　肿瘤细胞呈稍复杂的腺样结构

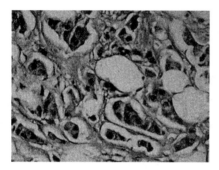

图 3-14 肿瘤细胞沿淋巴管浸润

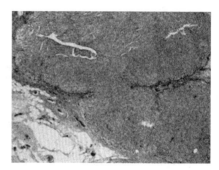

图 3-15 肿瘤边缘呈钝性浸润

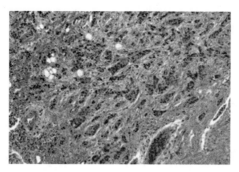

图 3-16 肿瘤边缘呈侵袭性浸润

免疫组化：半数以上患者肿瘤细胞表达 ER（图 3-17）、PR（图 3-18），E-Cadherin 阳性，P120 膜阳性（图 3-19）。肿瘤细胞表达低分子量 CK，特别是 CK8、CK18、CK19 阳性，当出现鳞状化生时可灶性表达高分子量 CK。EMA、乳脂球膜抗原（MFGMA）阳性，lactalbumin 阳性率为 70％，CEA 70％阳性。laminin 和Ⅳ型胶原在癌巢周呈不连续分布或缺乏，而导管原位癌则呈完整包绕。当癌周间质增多时，Ⅳ型胶原量增多。癌中无肌上皮细胞出现，不表达 SMA 等肌上皮标记物。少数癌可表达 hCG、SP-1 或其他胎盘蛋白、chromogranin、GCDFP-15 或 lactoferrin。癌细胞凝集素和 T、Tn 抗原（MN 血型抗原的前身）表达增多。由于浸润性导管癌中 10％～45％表达 S-100 蛋白，所以当腋下淋巴结转移性肿瘤表达 S-100 蛋白时，需要与转移性恶性黑色素瘤鉴别，应予注意。

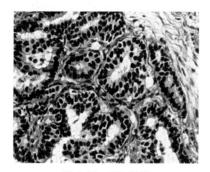

图 3-17 ER 阳性

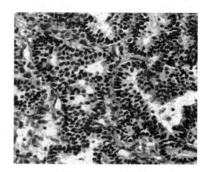

图 3-18 PR 阳性

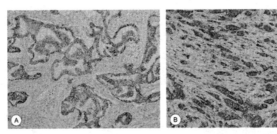

图 3-19　E-Cadherin 阳性与 P120 膜阳性

A.E-Cadherin 阳性；B.P120 膜阳性

三、非特殊型浸润性癌的组织学亚型

2003 年版 WHO 乳腺肿瘤病理分类中提出了混合型癌、多形性癌、伴有破骨细胞样巨细胞的癌、伴绒毛膜特征的癌、伴黑色素细胞特征的癌作为非特殊型浸润性导管癌的亚型。近年文献中趋向不采用上述的各亚型而统称为经典的浸润性导管癌，因为这几种亚型其临床表现、治疗和预后相似，但在病理组织学上认识这几种形态结构对于鉴别诊断还是有一定意义的。

(一)混合型癌

在实际工作中，多数乳腺癌病例显示两种或更多种组织学形态的混合，单纯表现为一种组织学类型者较少见。混合型癌可为不同的组织学类型混合和同一组织学类型不同的级别混合（图 3-20～图 3-22）。在 WHO 乳腺肿瘤分类（2003 年）中，将混合型癌归入非特殊型浸润性导管癌。分类规定，对有代表性的切片进行全面仔细观察，只有超过 50% 的肿瘤区域表现为非特殊型组织学形态者，才能诊断为非特殊型浸润性导管癌。如果只有 10%～49% 的肿瘤成分表现为非特殊型，而其余部分表现明确的特殊型癌特征，则将其归入混合型癌的一种，即混合型导管癌伴特殊型癌或混合型导管癌伴小叶癌，对伴有的特殊型癌的类型应加以说明。除此以外，极少病变会与非特殊型浸润性导管癌混淆。

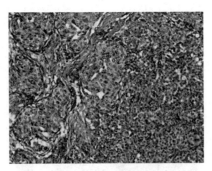

图 3-20　浸润性小叶癌和浸润性导管癌混合

左侧为浸润性导管癌，右侧为浸润性小叶癌

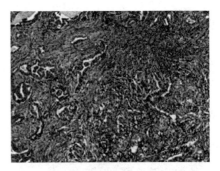

图 3-21　同一组织学类型浸润性癌不同级别混合

左侧为浸润性癌Ⅰ级，右侧为Ⅱ级

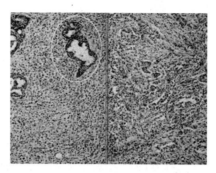

图 3-22　同一肿瘤内既有不同组织学类型(左侧方框为浸润性小叶癌,

右侧方框为浸润性导管癌)混合,又有组织学类型不同级别混合

(右方框浸润性癌Ⅱ级,圆圈内导管原位癌)

(二)多形性癌

乳腺多形性癌(pleomorphic carcinoma)是高级别非特殊类型的浸润性导管癌的一种亚型,2003 年版 WHO 乳腺肿瘤病理学和遗传学分类将其列为浸润性导管癌,非特殊型内,而在 2012 年乳腺肿瘤分类列入浸润性癌罕见形态学变异型。按照 2003 年 WHO 的分类标准,多形性癌是一种少见的非特殊型浸润性导管癌,高度恶性。发病年龄范围广,文献报道范围为 28～96 岁,中位年龄 51 岁。最多见的临床症状为乳房肿块,12% 的病例以肿瘤转移为首发症状。肿块一般较大,平均5.4 cm,较大的肿瘤中间可见坏死。组织学特征为在腺癌或腺癌伴梭形细胞、鳞状分化的背景中,出现 50% 以上的多形性显著、形态怪异的巨细胞成分。多数病例瘤巨细胞所占比例超过 75%,核分裂数>20/10HPF (图 3-23、图 3-24)。多数属于3 级。由于异型性明显,癌成分分化常很低,对于多形性癌与化生性癌的鉴别,WHO 分类中含有"多形"的乳腺癌包括浸润性多形性小叶癌(invasive pleomorphic lobular carcinoma)和多形态癌(poly-morphous carcinoma)。从字面理解,多形性指肿瘤细胞和细胞核的大小和形状不同,它强调细胞学形态的多样性;而多形态(polymorphism 或 polymorphous)是指存在多种形式,它强调组织结构的多样性。WHO 分类中多形性癌属于非特殊类型浸润性癌的罕见形态学亚型之一,而 WHO 2012 年新增的多形态癌类似于涎腺多形态低级别腺癌,其特征是单一细胞类型但有多种组织结构。

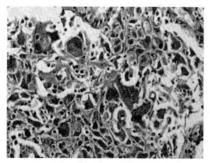

图 3-23　多形性癌

瘤内见形态怪异的巨细胞成分

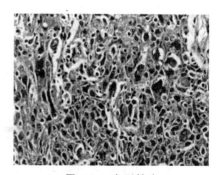

图 3-24　多形性癌

瘤内见形态怪异的巨细胞成分

（三）伴有破骨细胞样巨细胞的癌

乳腺癌伴有破骨细胞样巨细胞的现象最早由 Agnantis 等在 1979 年报道,比较少见,占乳腺癌的0.5％～1.2％,曾经作为一个乳腺癌的独立类型。在2003 年版 WHO 分类中,伴有破骨细胞样巨细胞的癌归为非特殊型浸润性导管癌的亚型。这些破骨样巨细胞被认为本质属于组织细胞,可以直接来自单核细胞和巨噬细胞的前体细胞。癌组织产生的趋化因子和血管生成可以吸引组织细胞迁移到肿瘤区域,肿瘤相关的巨噬细胞具有分化为多核细胞的能力,最终转化为破骨样多核巨细胞。除乳腺癌外,破骨样巨细胞还可以出现在肺、胰腺、小肠、甲状腺的癌和间叶性肿瘤。伴有破骨细胞样巨细胞的乳腺癌可以为高分化或中分化的非特殊型浸润性导管癌,也可以是浸润性筛状癌、小管癌、黏液癌、乳头状癌等特殊型乳腺癌。伴有破骨细胞样巨细胞的癌特征就是间质中存在破骨样巨细胞。乳腺伴有破骨细胞样巨细胞的癌间质中除破骨样巨细胞,还常有炎细胞浸润、成纤维细胞增生和血管增生,可见外渗的红细可能被误为多形性软组织肉瘤,但瘤细胞表达上皮性标记,如 CK（AE1/AE3）、EMA,2/3 病例 P53 阳性,1/3 病例 S-100 蛋白阳性,Bcl2、ER、PR 一般阴性。多数病例就诊时已属肿瘤晚期,约一半病例存在腋窝淋巴结转移,多数累及 3 个以上淋巴结。胞、淋巴细胞、单核细胞,有时见吞噬含铁血黄素的单核或双核组织细胞。破骨样巨细胞大小不一,围绕在癌组织周围或位于由癌细胞构成的腺腔内,细胞核数目不等(图 3-25、图 3-26),组织化学酸性磷酸酶、非特异性脂酶阳性,免疫组化表达 CD68 和溶菌酶,不表达 S-100 蛋白、actin、CK、EMA、ER 和 PR。破骨样巨细胞及反应性血管增生亦可见于淋巴结转移灶和复发病灶中。破骨样巨细胞出现的生物学意义还不明确。研究显示,患者预后只与肿瘤中癌成分的特征相关,与间质中破骨样巨细胞的数量、形态、分布等均缺乏相关性。伴有破骨细胞样巨细胞的癌5 年生存率约为 70％,与一般非特殊型浸润性导管癌相似或略好。

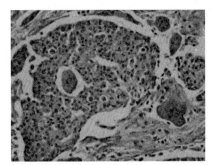 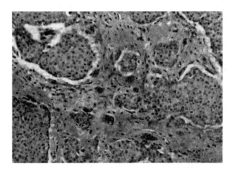

图 3-25　瘤细胞呈团块状,巨细胞位于瘤细　　　　图 3-26　瘤细胞呈团块状,巨细胞位于瘤细胞
　　　　胞团块内或团块周边间质　　　　　　　　　　　　　团块内或团块周边间质

（四）伴绒毛膜癌特征的癌

伴绒毛膜癌特征的乳腺癌（carcinoma with choriocarcinomatous features）非常少见,在2003 年版 WHO 分类中列为非特殊型浸润性导管癌的一个亚型。绒毛膜癌是一种高度恶性的滋养细胞肿瘤,一般与妊娠有关,也可为生殖细胞肿瘤的成分。然而,尽管与妊娠或生殖细胞肿瘤完全无关,在胃肠道、膀胱、肝、肺、卵巢、子宫等器官的原发性癌中,有时却可在部分区域显示绒毛膜癌型分化(图 3-27、图 3-28)。非特殊型浸润性导管癌的患者,血清中 β-绒毛膜促性腺激素（β-HCG）可有升高,据说在 12％～18％的病例中可以找到 β-HCG 阳性的细胞。但真正在组织学上显示绒毛膜癌样分化的病例极少,文献中仅有个别报道,均发生在女性,年

龄在 50～70 岁。这种亚型具有较强的侵袭性,容易局部复发和远处转移。

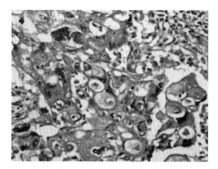

图 3-27 伴绒毛膜癌特征的癌

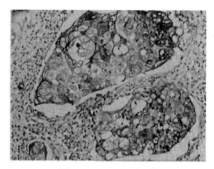

图 3-28 HCG 阳性

(五)伴黑色素细胞特征的癌

有些发生于乳腺实质的罕见肿瘤,表现为浸润性导管癌和恶性黑色素瘤混合存在,有的还可见一种细胞向另一种细胞移行过渡的现象(图 3-29、图 3-30)。遗传学研究证明了该肿瘤所有肿瘤成分在相同染色体位点存在杂合性缺失,提示肿瘤的导管癌细胞和黑色素瘤细胞均来自同一肿瘤克隆。诊断伴黑色素细胞特征的乳腺癌(carcinoma with melanotic features)应非常慎重,乳腺的大多数黑色素瘤都是转移性的,原发者来自乳房皮肤。需要注意,乳腺癌中只是癌细胞胞质出现黑色素并不能作为存在黑色素瘤分化的确切证据,因为乳腺癌侵及皮肤时,表皮和毛球产生的黑色素可能被转运进入癌细胞,使癌细胞发生黑色素沉着。乳腺癌细胞也可能出现显著的脂褐素沉着,也应注意鉴别。

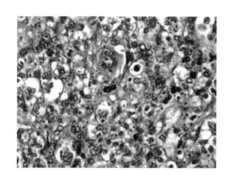

图 3-29 伴黑色素细胞特征的癌

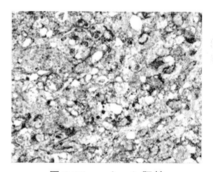

图 3-30 melan A 阳性

(六)富于淋巴细胞的浸润性癌

2003 年 WHO 的分类中,将髓样癌分为典型性和不典型性两类。而在 2012 年的分类中髓样癌分为髓样癌、不典型髓样癌和伴有髓样癌特征的浸润性癌——非特殊型。髓样癌非常罕见,不足整个乳腺癌 1%。髓样癌组织学特点包括:①肿瘤境界清楚或膨胀性边界。②合体生长方式>75%。③缺乏腺管形成。④显著的淋巴浆细胞浸润。⑤多形性细胞核(泡状核,核仁明显)。不典型髓样癌的形态学和髓样癌类似,但缺乏髓样癌诊断所必需的全部 5 项特征。其通常具有明显的合体细胞生长方式,且具备 2～3 项标准,但出现一些不典型的形态学改变,如:出现浸润性边缘,缺乏广泛的合体细胞生长方式、间质淋巴细胞减少,瘤细胞分化好、核分裂少,胶原化硬化性间质和明显腺管状/乳头状结构(图 3-31、图 3-32)。不典型髓样癌在分子分型中属于基底亚型,其预后较差。因为经典型髓样癌有较好的预后,所以必须严格诊断标准,防止误诊。目前倾向不再使用"不典型髓样癌"名称,而将其称为具有髓样癌特征的浸润性癌(carcinoma with medullary features)或富于淋巴细胞的浸润性癌。

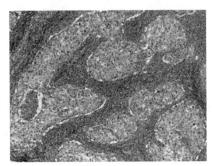

图 3-31　富于淋巴细胞的浸润性癌

癌呈合体细胞样生长方式,间质内较多淋巴浆细胞浸润

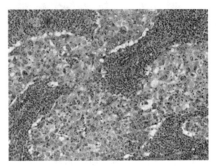

图 3-32　富于淋巴细胞的浸润性癌

上图放大

(七)淋巴上皮瘤样癌

乳腺淋巴上皮瘤样癌(lymphoepithelioma-like carcinoma of the breast)是罕见的乳腺癌类型,在2003年版WHO乳腺肿瘤分类并未提及。文献中仅见16例报道,由未分化的恶性上皮细胞和富于淋巴及浆细胞的间质所组成。其组织形态与发生于鼻咽部的淋巴上皮样癌类似,EBV阴性。年龄分布42~69岁;右侧乳腺11例,左侧5例;肿瘤直径1.0~3.5 cm,无包膜,与周围组织分界不清,切面灰白色,均质状,质地硬、韧或稍软。部分患者有BRCA1突变的家族史。

乳腺淋巴上皮瘤样癌的显著特点是有大量淋巴细胞弥漫性浸润,有时有淋巴滤泡样结节形成。在密集淋巴细胞背景中散在分布未分化上皮细胞,这些细胞体积大,胞质丰富,泡状核,核仁明显,呈嗜酸性或双嗜性,亦可见双核或多核细胞(类似于 HRS 细胞)。核分裂多少不等,通常没有坏死。一般认为,淋巴上皮瘤样癌有两种不同的组织形态,即:Regaud 型与Schminke 型。Regaud 型癌细胞呈片状、巢状或条索状排列,分布在密集浸润的淋巴细胞中,肿瘤细胞团与淋巴细胞分界清楚;Schminke 型中的上皮细胞则呈独立的小巢状或散在单个分布。实际上大多数病变这两种类型混杂存在(图3-33~图3-36)。

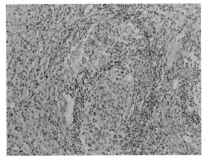

图 3-33　淋巴上皮瘤样癌

肿瘤内大量淋巴细胞弥漫性浸润,伴淋巴滤泡形成,

其内散在分布未分化上皮细胞

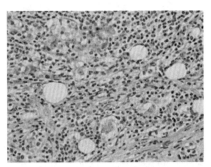

图 3-34　淋巴上皮瘤样癌

淋巴细胞背景,散在上皮样细胞

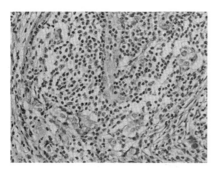

图 3-35 淋巴上皮瘤样癌

淋巴细胞背景,散在上皮样细胞

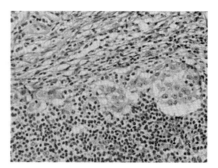

图 3-36 淋巴上皮瘤样癌

淋巴细胞背景,散在上皮样细胞

乳腺淋巴上皮瘤样癌的免疫表型与一般浸润性癌类似。上皮标记物阳性(图 3-37),而ER、PR、Her2、E-cadherin 等染色结果报道不一;背景淋巴细胞 CD20 与 CD3 呈多克隆性表达;E-cadherin 阳性,也可同时表达 34βE12。p120 染色则显示胞膜与胞质双表达,有研究认为该免疫表型提示 E-cadherin 并不具有功能,小叶癌也可出现;可见淋巴上皮瘤样癌究竟是导管癌还是小叶癌,从免疫表型上讲,尚难有定论。此外,CK5/6 和 EGFR 阳性,而 ER、Her2 阴性,提示此癌具有基底细胞样癌的某些特征(图 3-37、图 3-38)。

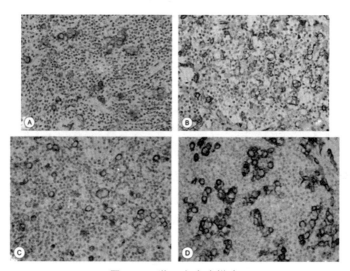

图 3-37 淋巴上皮瘤样癌

A.上皮样细胞 AE1/AE3 阳性;B.上皮样细胞 CK5/6 阳性;C.上皮样细胞 CK18阳性;D.上皮样细胞 34βE12 阳性

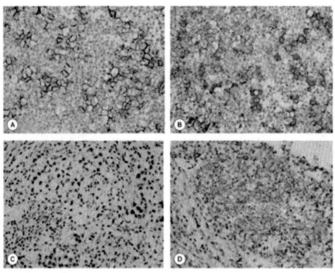

图 3-38　淋巴上皮瘤样癌

A.上皮样细胞 E-cadherin 阳性；B.上皮样细胞 p120 阳性；C.上皮样细胞 ER 阳性；D.上皮样细胞 Her2 阳性

在鉴别诊断方面除了上述提到的髓样癌、恶性淋巴瘤、富于淋巴细胞的浸润性癌和乳腺小叶炎症外,还要注意与位于乳腺内的淋巴结转移癌相鉴别。乳腺淋巴上皮瘤样癌缺乏淋巴结所具有的淋巴窦及纤维包膜。其边缘呈弥漫浸润状。这一点与淋巴结转移癌不同。

四、非特殊型浸润性癌的诊断

(一)诊断的一般原则

非特殊型浸润性癌的诊断首先要把握其不具备亚型分型意义的特殊组织学结构这一特点,或者说要除外各种特殊型乳腺癌。再就是要注意,只有超过 50％的肿瘤区域表现为非特殊型组织学形态者才能诊断为非特殊型浸润性癌,当非特殊型癌的成分少于 50％,而其余部分表现明确的特殊型癌特征时,应归入混合型癌。

来自乳头溢液或细针穿刺获得的标本行细胞学检查,有助于癌的诊断。但除非瘤细胞具有特殊的诊断性特征,如鳞状细胞特征、肉瘤样细胞特征、印戒细胞特征、大汗腺样细胞特征等,或涂片中看到诸如大量黏液成分等,或者看到少量细胞构成的诸如微乳头、乳头等特殊结构,可能对肿瘤的组织学类型提供线索外,常难于确定组织学类型。

粗针穿刺活检标本可以根据获得的少量组织对标本进行组织学分类,也可进行组织学分级,与肿瘤切除后的最终分级比较,符合率可以达到 59％～75％。

手术中冷冻切片诊断因为首要解决的问题是病变的良恶性质,以决定手术方式,可以不急于确定乳腺癌的组织学类型。如果组织学类型不能十分肯定,可以在快速病理报告中注明"组织学类型待石蜡切片确定"。

非特殊型浸润性癌不能依靠伴有的原位癌类型来推断,因为伴有的原位癌与浸润性癌的类型并不总是相对应。

(二)诊断中需要注意的问题

病理诊断正发生着从服务于临床治疗向参与临床治疗的重要转变,病理诊断为临床治疗提供尽量多的依据是实现个性化治疗的重要方面。乳腺癌的病理报告应包括乳腺癌的预后/预测因子,特别是组织学分级、淋巴/血管侵犯情况以及 ER、PR 和 Her2 的表达水平等。

1.乳腺癌的组织学分级

在乳腺癌研究中使用最广泛的乳腺癌组织学分级系统是 Bloom-Richardson 系统和 Black 系统。Bloom-Richardson 系统主要建立在结构形态的基础上,依据反映肿瘤分化的腺管形成程度判别癌组织的分级。Black 系统以癌细胞核的多形性程度作为判别分级的重点依据。由于组织学结构和细胞学形态均与肿瘤的预后密切相关,将二者结合起来对癌组织进行分级是最佳的方案。目前绝大多数病理和临床医师选用 Bloom-Richardson 系统的 Nottingham 改良方案,也称为 Elston-Ellis 分级方案。该方案通过腺管形成(图 3-39～图 3-41)、核的多形性(图 3-42～图 3-45)和核分裂计数 3 项指标分别评分(图 3-39～图 3-41),将 3 项评分相加得总分,根据总分进行分级。总分 3～5 分为Ⅰ级——高分化,6～7 分为Ⅱ级——中分化,8～9 分为Ⅲ级——低分化。

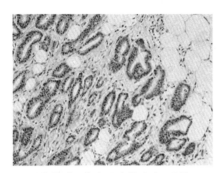

图 3-39 浸润性癌,肿瘤以腺管为主:腺管
评分 1 分(>75%)

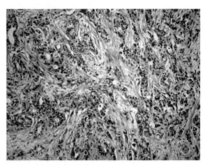

图 3-40 浸润性癌,肿瘤由不规则的细
胞巢和腺管组成:腺管评分
2 分(10%～75%)

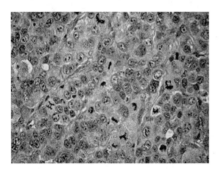

图 3-41 浸润性癌,肿瘤内无腺管形成,
细胞异型性明显,易见核分裂。
腺管评分 3 分(<10%)

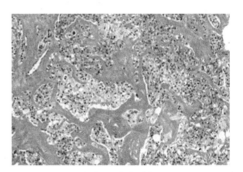

图 3-42 浸润性癌,核评分 1 分

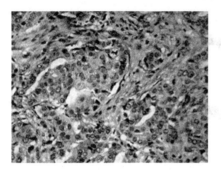

图 3-43　浸润性癌,核评分 2 分

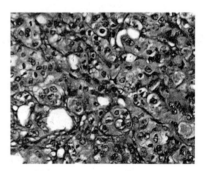

图 3-44　浸润性癌,核评分 3 分

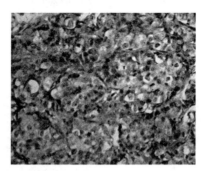

图 3-45　浸润性癌,核评分 3 分

核分级是将肿瘤细胞核与正常乳腺上皮细胞核进行的对照性细胞学评估,核分裂计数应考虑所用显微镜视野的大小。

在乳腺癌的研究中,曾尝试多种利用计算机图像分析技术对各种病变,特别是核的形态变化,进行形态定量测定的方法,但至今对乳腺癌的组织学分级一般还是通过对常规 HE 染色切片的显微镜观察,由人工进行。尽管乳腺癌组织学分级具有明显的主观性,但这种分级系统对临床预后的指导意义仍十分重要。这一分级系统对于非特殊型浸润性导管癌非常可靠,也可用于导管癌和小叶癌的其他类型。有作者认为,具有评估腺腔形成项目的分级系统应该只适用于浸润性癌;以肿瘤细胞核多形性和核分裂活性判别的标准系统,因为没有考虑生长方式,可以适用于所有类型的乳腺癌。

2.癌组织的浸润情况

浸润性导管癌可以侵及神经周围、淋巴管和血管,其发生率分别为 28%、33% 和 5%。有时要判断是淋巴管癌栓还是人为造成的组织收缩后类似淋巴管癌栓有一定困难。一般来说,淋巴管癌栓有以下几个特点:①紧邻于癌旁组织中。②癌栓不是完全游离于管腔中而是与管壁相连。③管腔有内皮细胞。④有相应的血管伴行。另外,有助于诊断淋巴管、血管浸润的病理特征,包括在远离主肿瘤灶的组织中发现微小灶肿瘤细胞位于血管神经束邻近的区域内,其周围缺乏促纤维增生性反应。目前,淋巴管、血管浸润尚未正式列入美国癌症联合会(AJCC)制定的乳腺癌预后指标,但其对预后的预测还是十分重要的,特别是对淋巴结阴性的患者更是如此。许多研究显示淋巴管血管内癌栓是重要的独立预后因素。对于 T1、淋巴结阴性患者淋巴管血管侵犯(LVI)的识别非常重要,这组患者总体预后较好,但如有 LVI,则其腋窝淋巴结和远处转移的风险将增加。绝大多数含癌栓的小脉管腔是淋巴管,仅少数为血管。影响淋巴管、血管浸润对预后预测的一个重要因素是判断淋巴管、血管浸润的准确性和重复性不够理想。免疫组化在一定程度上有助于淋巴管、血管浸润的判断，淋巴管 D2-40 标记阳性，血管内皮细胞 CD31 阳性。

3.免疫组化标记

乳腺癌最常用和最重要的免疫组化标记是 ER、PR 和 Her2 和 Ki-67，这四项免疫组化是预测预后、指导治疗最有用的判断指标。60％～70％的浸润性癌 ER 阳性。PR 的阳性率稍低于 ER，但在预测内分泌治疗反应和患者预后方面也十分重要。对于指导临床治疗最有用的报告方式是同时报告 ER、PR 的阳性率(％)和阳性强度(弱阳性、中等阳性、强阳性)。

由国内专家组制定的我国《乳腺癌 Her2 检测指南》(2009 年版)提出，经病理组织学明确诊断为浸润性乳腺癌时即应检测 Her2 蛋白和基因状况。一般采用免疫组化方法检测 Her2 受体蛋白表达状况，应用荧光原位杂交(FISH)和显色原位杂交(CISH)检测 Her2 基因扩增水平。Her2 免疫组化结果判读:无着色为 0;任何比例的浸润性癌细胞呈现微弱、不完整的细胞膜着色为 1＋;＞10％的浸润性癌细胞呈现弱至中等强度、完整但不均匀的细胞膜棕黄色着色，或＜30％的浸润性癌细胞呈现强且完整的细胞膜棕褐色着色为 2＋;＞30％的浸润性癌细胞呈现强的、完整的细胞膜棕褐色着色为 3＋。对于 2＋的病例，应用 FISH 或 CISH 进一步检测。

基于使用 cDNA 微芯片进行的基因表达研究，Perou 等提出了乳腺癌的分子分类，将乳腺癌分为管腔 A 型、管腔 B 型、Her2 过表达型、基底细胞样型及正常乳腺样型(特征不太明确，可能是肿瘤样本中正常乳腺上皮和间质污染造成的人工假象)，各自具有不同的基因表达谱，与临床预后相关。经研究发现，各分子亚型的免疫组化表达也大致有相应特点。管腔 A 型 ER＋和(或)PR＋，Her2－;管腔 B 型 ER＋和(或)PR＋，Her2＋。基底细胞样型 ER－、PR－、Her2－、CK5/6＋;Her2 过表达型 ER－、PR－，Her2 3＋。这些亚型具有不同的临床意义，包括发病年龄、转移模式、对内分泌治疗和化疗的反应均各有不同。然而，对各个亚型的定义，目前尚无统一的标准。

ER、PR 和 Her2 均阴性("三阴")，表达基底样 CK、EGFR 和其他基底样相关基因。基底样乳腺癌特别常见于非洲裔的美国妇女，预后差。然而即使在这个亚型中仍有异质性。大约 80％的 BRCA1 相关乳腺癌属于基底样乳腺癌。注意，不是所有基底样癌都是三阴，也不是所有三阴癌都是基底样型，两个名称不是同义词。三阴乳腺癌和基底样乳腺癌的重叠率为 70％～80％。

基因表达谱研究中的其他乳腺癌亚型包括分子大汗腺型(特征是 AR 通路上基因的激活)和 claudin-low 型(特征是高表达上皮间质转化基因，具有干细胞的特征)。claudin(紧密连接蛋白)是紧密连接结构蛋白家族中最重要的一员。claudin-low 型(紧密连接蛋白低表达型)乳腺癌的特征是低或不表达腺腔分化标记、高表达上皮-间质转化标记、免疫反应基因和癌症干细胞样特征。临床上，大部分此型乳腺癌是三阴浸润性导管癌，预后差，常有高频的化生性癌特征和髓样癌特征。此型癌对术前标准化疗的反应介于基底样型和管腔型之间。2007 年，Herschkowitz 等人首先发现 claudin-low 型，其特征是紧密连接蛋白 claudin 3、4 和 7 的低表达以及钙依赖性细胞之间黏附性糖蛋白 E-cadherin 的低表达。后来其他研究发现此型具有肿瘤初始细胞(TIC)基因组特征，并且新辅助化疗或激素治疗后 CD44＋/CD24-/low/claudin-low 表达谱增加。

AR、Ki-67 和 P53 等免疫组化标记对乳腺癌的治疗和预后也有一定的指导作用。

五、非特殊型浸润性癌的鉴别诊断

(一)导管内乳头状瘤

多数导管内乳头状瘤不难诊断,需要与浸润性癌鉴别的是导管周围的假浸润现象。假浸润表现为导管周围组织发生致密的纤维化,其中可见形态不规则甚至扭曲的腺体散在分布。但是仍具有和浸润性癌鉴别的特点。至少部分假浸润腺体存在清晰的双层结构,病变区域间质多为胶原化、玻璃样变,较少见到纤维细胞增生现象,常见伴随的普通型导管增生,免疫组化肌上皮标记有助于确定其良性性质。当出现乳头间质明显增生伴透明性变时也可能误为浸润性癌的癌细胞散在浸润,这在冷冻切片时尤为困难。此时应弄清肿瘤是否在导管内,有无囊壁。中央型导管内乳头状瘤发生于大导管及输乳管而多位于乳晕下区域,周围型导管内乳头状瘤位于扩张管腔内可使导管呈囊状结构。

(二)乳头腺瘤

乳头腺瘤是比较少见的良性病变,最常见的症状是乳头血性或浆液性溢液,可触及乳头或乳晕下结节,影像学和超声检查多提示为癌。乳头腺瘤最多见的典型结构呈现乳腺腺病的形态,可伴有硬化。当肿瘤间质显著硬化时,腺体结构和肿瘤细胞巢深陷其中,增生导管被分隔、挤压变形,形成假浸润,可能误诊为浸润性癌。但发生于乳晕、乳头的导管癌罕见,免疫组化肌上皮标记有利于鉴别,乳头腺瘤存在明显的规律排列的肌上皮成分。

(三)硬化性腺病

乳腺硬化性腺病的间质纤维增生伴透明性变,腺管增生、受压而呈假浸润现象。此时与浸润性导管癌鉴别困难。主要是靠观察腺管是否规则以及有无基底膜包绕,因为癌的管状结构不规则,甚至为单行排列的癌细胞,同时癌细胞有异型性、无基底膜包绕。

(四)放射状瘢痕/复杂硬化性病变

放射状瘢痕/复杂硬化性病变是乳腺的一种少见良性病变,部分患者病变体积较大,临床可触及肿物,出现乳头溢液等症状,由于间质增生纤维化、硬化,挤压增生的终末导管小叶单位,造成乳腺小叶变形和结构扭曲、破坏,导致影像学、大体和低倍镜下检查呈放射状改变,易误诊为乳腺癌。典型病变较小,很少超过 1 cm,标本切面有不规则放射状致密纤维组织,与癌相似。病变中心为胶原性瘢痕,纤维化及弹力纤维增生,小导管增生,放射状排列,坏死少见,增生变形的腺管及病变细胞形态温和,无细胞异型性,周围有肌上皮细胞围绕,免疫组化肌上皮标记阳性。假浸润病变仅局限于瘢痕区,不浸润至周围脂肪组织。而真性浸润的癌成分,细胞多有明显异型性,并不只局限于瘢痕区,常会有周围乳腺组织或纤维脂肪组织的浸润,并伴有反应性纤维增生性间质,腺管周围没有肌上皮。需要注意,某些放射状瘢痕/复杂硬化性病变病例中央假浸润腺管肌上皮可缺失,需要全面观察做出判断。

(五)浸润性小叶癌

有时导管癌也可有癌细胞单排队列状分布的情况,甚至可能有类似靶环状的区域,需要与小叶癌鉴别。除少数变异型外,多数小叶癌基本不形成实性、腺泡状、乳头状、腺样结构,而呈单排或双排条索状分布,癌细胞相对较小,细胞间连接松散,与导管癌不同。免疫组化有助于二者的鉴别。浸润性小叶癌E-cadherin 低表达或缺如,p120 呈胞质阳性,而导管癌 E-cadherin 高表达,p120 为胞膜阳性。

（六）浸润性小管癌

浸润性小管癌是一种高分化的浸润性癌,细胞规则且排列成明确的小管,这种开放的小管一般仅一层细胞,被丰富的纤维性间质包绕,有时需要与高分化的、具有较多腺管结构的Ⅰ级浸润性导管癌鉴别。小管癌的导管结构形态多不规则,可形成角,管腔相对一致,圆形或卵圆形,衬覆细胞为单层。导管癌的管状结构多在癌细胞条索或小巢中出现,管腔的形状、大小不一,衬覆细胞常为多层,细胞体积相对较大,胞质丰富。

（七）多形性癌与化生性癌的鉴别诊断

乳腺多形性(pleomorphic)癌是高级别非特殊类型的浸润性导管癌的一种亚型,2003年版WHO乳腺肿瘤病理学和遗传学分类将其列为浸润性导管癌,非特殊型内,而在2012年乳腺肿瘤分类列入浸润性癌罕见形态学变异型,组织学特征为在腺癌或腺癌伴梭形细胞、鳞状分化的背景中,出现50%以上的多形性显著、形态怪异的巨细胞成分。多数病例瘤巨细胞所占比例超过75%,核分裂数>20/10HPF。多数属于Ⅲ级。仅从"多形性癌"的名称看很容易想到是肉瘤样癌,而从WHO的文字叙述和提供的图片看,此亚型似乎不易与上皮/间叶混合性化生性癌区分,以往可能就把这种类型的癌归在了化生性乳腺癌中。因为多形性癌比鳞癌和腺鳞癌更具有侵袭性,所以应该加以区分。至于多形性癌与上皮/间叶混合性化生性癌的区别,我们认为似乎前者强调是具有上皮分化特点的奇异型瘤巨细胞,而后者更注意异源性间叶样成分,如骨-软骨肉瘤、横纹肌肉瘤、脂肪肉瘤、分化差的梭形细胞肉瘤等。

（八）伴黑色素细胞特征的乳腺癌与黑色素瘤的鉴别诊断

伴黑色素细胞特征的原发性乳腺癌和转移性黑色素瘤中均可见到黑色素颗粒,鉴别诊断包括以下3方面。①组织结构方面:组织内见到导管原位癌和(或)典型的浸润性乳腺癌时,应该首先想到可能是癌而不是黑色素瘤。②免疫组化:恶性黑色素瘤HMB-45、Melan-A、小眼畸形转录因子(MTF)、S-100蛋白等标记阳性。S-100蛋白虽然是敏感的黑色素瘤标记物,然而高达50%的乳腺癌也可以出现阳性反应,故其特异性较差。乳腺癌CKp、CK7、CK8/18、CAM5.2、EMA等上皮标记物阳性,但部分恶性黑色素瘤也可表达CK、EMA等。所以两者鉴别时常常需要两组抗体联合应用。③黑色素瘤原发部位:转移性黑色素瘤存在皮肤、直肠、食管、眶内等部位的原发病灶。

（九）淋巴上皮瘤样癌鉴别诊断

1.髓样癌及不典型髓样癌

淋巴上皮瘤样癌和髓样癌及不典型髓样癌间质内均有大量淋巴-浆细胞浸润,但是淋巴上皮瘤样癌的瘤细胞分布不均,缺乏髓样癌的5条诊断标准,肿瘤具有浸润性边缘,易于鉴别。

2.淋巴瘤

在淋巴上皮瘤样癌中,恶性上皮细胞散在分布在弥漫浸润的淋巴细胞中,易与淋巴瘤混淆。经典型结节硬化型霍奇金淋巴瘤,表现为由纤维条带分隔的结节状密集淋巴细胞,其中见HRS细胞,RS细胞与淋巴上皮瘤样癌中的癌细胞很类似。区别两者有效的方法是多切片,仔细全面观察,如发现小叶不典型增生或原位癌,则支持癌的诊断。免疫组化对两者的鉴别很有意义,霍奇金淋巴瘤和间变性大细胞淋巴瘤CD30阳性,CK阴性,而淋巴上皮瘤样癌免疫表型恰恰相反。

3.富于淋巴细胞的浸润性癌及浸润性小叶癌

淋巴细胞不显著弥漫,具有浸润性癌和浸润性小叶癌的结构。

4.硬化型淋巴细胞性小叶炎

淋巴细胞性小叶炎有明显的小叶轮廓,周围有硬化带,淋巴-浆细胞围绕在小血管周围,其中缺乏具有泡状核的恶性上皮样细胞。

第二节 小叶原位癌、不典型小叶增生和浸润性小叶癌

一、概述

乳腺小叶性病变包括不典型小叶增生(ALH)、小叶原位癌(LCIS)和浸润性小叶癌(ILC)。不典型小叶增生和小叶原位癌是两种相关或一致的病变,其区分属于数量上的差异。不典型小叶增生和小叶原位癌合称小叶性肿瘤(LN),是双侧乳腺以后发生浸润性导管癌(IDC)或浸润性小叶癌(ILC)明确的风险因素。Foote 和 Stewart 在 1941 年发现 60%的浸润性小叶癌并存小叶原位癌,首次提出它们在患癌风险方面的相关性。与普通人群相比,诊断不典型小叶增生后患癌风险增加 5 倍,诊断小叶原位癌后患浸润性癌风险增加 10 倍。Haagenson 等在 1978 年提出小叶性肿瘤这一术语,以区别导管性肿瘤,并且建议对小叶性肿瘤采取比较保守的治疗方法。

小叶性肿瘤具有远期患癌风险,可在乳腺粗针穿刺活检或切除活检多年或 25 年以上才进展为乳腺癌。诊断小叶原位癌或不典型小叶增生之后,双侧乳腺患癌风险比对照组显著增高,但同侧乳腺患癌风险更高。诊断不典型小叶增生后进展为浸润性癌的风险似乎与年龄有关,越年轻风险越大。与人们预料的相反,小叶性肿瘤患者发生的浸润性癌多为导管癌,而浸润性小叶癌只占 45%。

本节先讨论小叶原位性病变,术语学采用不典型小叶增生、小叶原位癌和小叶性肿瘤,然后讨论浸润性病变(浸润性小叶癌)。

二、小叶性肿瘤:不典型小叶增生和小叶原位癌

(一)定义

1978 年 Haagensen 提出小叶性肿瘤(LN)这一术语,用于概括病变细胞相同但病变范围(数量)不同的一组病变,包括不典型小叶增生(ALH)和小叶原位癌(LCIS),并且,对诊断为小叶性肿瘤的患者建议随访而不是行乳房切除术。Rosen 等发现诊断小叶原位癌的妇女不做进一步治疗并且平均随访 24 年后,其中 23%的妇女发生乳腺癌,因此建议对小叶原位病变的妇女行同侧乳房切除术和对侧乳房活检。Tavassoli 等提议使用小叶上皮内肿瘤(LIN)这一术语以囊括不典型小叶增生(LIN1)和小叶原位癌(LIN2 和 LIN3),因为浸润性小叶癌也属于小叶性肿瘤。所以有人认为用小叶性肿瘤代表小叶原位病变可能造成混淆。LIN 这一术语被收编于 2003 年版 WHO 妇科和乳腺肿瘤一书中。其后,LIN 术语被进一步修订,增加了多形性 LIN 和印戒细胞样 LIN 这两种细胞学亚型,它们属于 LIN3,从而形成 LIN 三级分类系统。在一项包括 775 例 LIN 的 AFIP 研究中,LIN3 占 12%,因为 AFIP 的病例均为会诊病例,这一数据可能高于一般医院的病理检查结果。LIN 系统与 ALH 和 LCIS 对应的关系相对比较简单。绝大多数 LIN1 为 ALH,LIN3 为 LCIS,部分 LIN2 为 ALH 而另一部分 LIN2 为 LCIS。比较基因组杂交(CGH)研究发现,LIN3 含有染色体 6q、2p11 和 20q13.13 获得以及 16p、16q、17p、

19q13.2 和 22q 缺失,其发生率与"不典型小叶增生"和"小叶原位癌"相似,提示对这些病变谱系采用 LIN 术语是合理的(见下文)。如何区分 ALH 和 LCIS 对病理医师而言是一件非常困难的事。二者之间并没有截然分界,乳腺病理学家之间的诊断标准也不一致。即使应用同一诊断标准也难以达成一致诊断。所以似乎用 LIN 系统优于 ALHLCIS 名称。然而由于临床医师和病理医师的习惯,并且大多数的研究中均使用 ALH-LCIS 名称,所以目前在美国大多数医院仍使用 ALH-LCIS 名称。Rosen 所定义的小叶原位癌是指肿瘤细胞累及 >75% 的终末导管-小叶单位并导致小叶膨胀扩大。本节采纳 Page 所定义的标准,充满肿瘤细胞的小叶单位不足 50% 时称为不典型小叶增生,超过 50% 时称为小叶原位癌。事实上这种区分完全是武断的和人为的。幸运的是,ALH 和一般型 LCIS 的临床意义和临床处理基本一致,所以二者的区分没有明显的临床意义。本节所称小叶性肿瘤(LN)包括 LCIS 和 ALH。

（二）临床特征

小叶性肿瘤通常无症状,并且影像学也无法识别。多因其他病变而以乳腺切除组织中偶然发现。几项影像学研究发现多数小叶性肿瘤病例与微小钙化有关。在因钙化而行粗针穿刺活检的病例也可偶见小叶性肿瘤。此外,小叶性肿瘤在影像学上也可表现为肿块或结构扭曲。

小叶性肿瘤常为多中心性和双侧性,主要发生于 40 岁到 50 岁之间,80%～90% 为绝经前妇女。研究数据显示,美国妇女年龄校正的小叶原位癌的年龄特异性发病率在 20 世纪 90 年代后期(每年 3.2/10 万)比 70 年代后期(每年 0.9/10 万)上升了接近 4 倍,绝经前妇女和 70 岁以上妇女未见发病率增高,可能与乳腺影像学监测的推广和因各种指征采取较多手术切除有关。

（三）影像学

小叶原位癌只能依靠病理学诊断,因为影像学检查无特异性,如前所述,往往因其他影像学异常(例如钙化、并发肿块或结构扭曲)而进一步检查时偶然发现。44% 的小叶原位癌病灶表现为正常影像学。与年龄配对对照组相比,小叶原位癌患者的纤维腺体或间质可能导致密度增高。微小钙化是粗针穿刺活检最常见的指征,并因此发现小叶性肿瘤,但小叶性肿瘤通常不产生明显异常的影像学改变,即使在回顾性研究中也难以发现小叶性肿瘤的特异性影像学。即使在伴有微小钙化的病例中,微小钙化的范围也与小叶性肿瘤的范围无相关性,不能提示病变的范围。Georgian-Smith 研究发现两种形式的小叶原位癌伴有微小钙化:一种为几乎良性的经典型,另一种为多形性亚型,后者常伴中央坏死,类似 DCIS 粉刺型癌的钙化。钙化的影像学表现通常描述为成簇、斑点状、高密度和 ≤0.5 mm,但多形性亚型在影像学上肉眼可见较大较致密的钙化。磁共振成像(MRI)检查小叶性肿瘤可表现为导管增强。动态对比增强 MRI 有助于检测小叶性肿瘤。

大体检查:小叶性肿瘤无肉眼可见的异常,几乎全部是偶然镜检发现。

（四）小叶原位癌

1.经典型小叶原位癌

根据 Page 等人的定义,不典型小叶增生和小叶原位癌的细胞学表现包括细胞小而一致、圆形、无黏附性并且核质比增高。当终末导管小叶单位(TDLU)中受累腺泡数量 <50% 并且肿瘤细胞未完全充满管腔时,则诊断为不典型小叶增生。相反,如果受累 TDLU 中 50% 以上腺泡完全充满肿瘤细胞并使腺泡膨胀扩大,也可能伴有 Paget 样累及终末导管,可以诊断为小叶原位癌。有时不典型小叶增生和小叶原位癌并存或者难以区分,所以有些学者提倡使用小

叶性肿瘤这一术语以概括这两种病变。

经典型小叶原位癌(typical lobular carcinoma in situ)一般累及终末导管小叶单位,腺泡被实性增生的细胞充满并膨胀。低倍镜下小叶结构仍然存在,但至少一半或75%的腺泡膨胀。当然这种评估仍存在一定的主观性。中、高倍镜下,这些细胞呈单形性,大小一致,细胞之间松散黏附,细胞核圆,小而一致,核仁缺乏或不明显,核分裂象极少见。细胞边界不清,胞质较少(图3-46、图3-47)。细胞质内空泡(lumen)非常普遍(图3-48A、B),如果仔细检查,几乎可见于所有病变;但是这种胞质内空泡没有特异性,不能将其作为诊断小叶原位癌的证据。有的空泡很细小,可能需用特殊染色来证明其存在。有时空泡可能非常大,挤压细胞核至一侧,形成印戒样细胞(图3-48C)。有人将印戒样小叶原位癌归为一个特殊的类型,但其核级别一般仍为2级,预后一般也与经典型LCIS无明显差别,所以这种分类的临床意义不大。个别病例胞质透明,似分泌细胞或透明细胞肿瘤(图3-48D)。

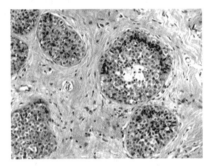

图 3-46　经典型 LCIS 癌细胞在硬化间质呈
腺泡状分布

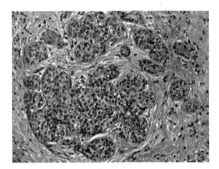

图 3-47　经典型 LCIS 癌细胞位于小叶内
小叶结构尚存

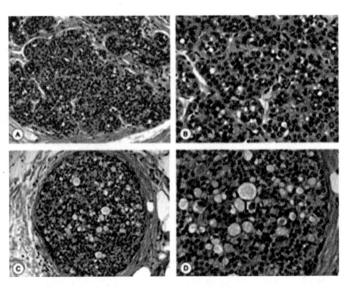

图 3-48　经典型小叶癌

A、B.LCIS 示胞质内空泡;C.印戒样 LCIS;D.LCIS 透明细胞

人们认为有两类 LCIS 细胞存在:A 型和 B 型。A 型即上文所述的典型 LCIS 细胞,B 型

指较大的细胞,异型性更明显,染色质可能不一致,核仁可明显。这两类细胞常可混合存在(图 3-49)。这样的描述仅是研究者研究 LCIS 细胞形态所用。实际工作中没有必要描述 A 型或 B 型细胞,但可以诊断经典型 LCIS,细胞核级别 1 或 2。

注意此病例细胞膜界限明显,不要将其与 DCIS 相混淆,应做免疫组化染色帮助鉴别。如果细胞呈明显多形性,核级别 3 级,则应定义为多形性 LCIS(见下文)。

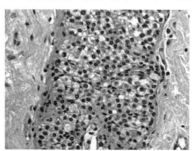

图 3-49 经典性小叶癌

典型的 LCIS 细胞和较大的 B 细胞,异型性更明显

小叶癌细胞可沿着导管基膜和原有导管上皮细胞之间蔓延,称为 Paget 样生长(图 3-50A)。小叶原位癌累及终末导管和小叶外导管,一般呈实性生长(图 3-50B),有时小叶原位癌累及的导管外形呈不规则形状,细胞似出芽状突出至间质内,产生"三叶草(clover leaf)"结构(图 3-50C、D)。

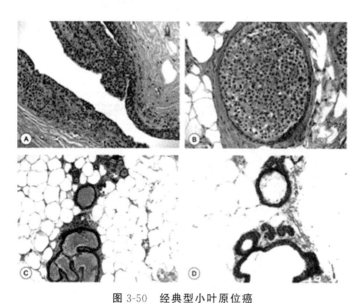

图 3-50 经典型小叶原位癌

A.LCIS 呈 Paget 样生长;B.LCIS 呈实性生长;C、D.LCIS 呈三叶草结构

大汗腺改变可以见于导管原位癌,同样也可见于小叶原位癌,其重要的临床意义是不要混淆这些病例。

小叶原位癌可以累及其他许多病变,如硬化性腺病、纤维腺瘤、乳头状瘤和放射状瘢痕。如果累及乳头状瘤(图 3-51)可称之为不典型乳头状瘤或 LCIS/ALH 累及乳头状瘤。小叶原位癌累及硬化性腺病相对较常见,容易误诊为浸润性癌;此时使用肌上皮标记免疫染色可以鉴别(图 3-52)。

小叶原位癌可与胶原小球病同时存在,可能误诊为筛状型导管原位癌。它同时也可累及普通型导管增生、柱状上皮病变(图 3-53A、B)或纤维腺瘤(图 3-53C、D)。如果同时出现小管癌、柱状细胞病变和小叶原位癌,称为"Rosen 三联症",其临床意义不明。

组织学已经证实多发性是小叶性肿瘤的一个特征,在乳腺切除标本中,多灶性病变占 60%～70%,双侧性病变占 50%～60%。

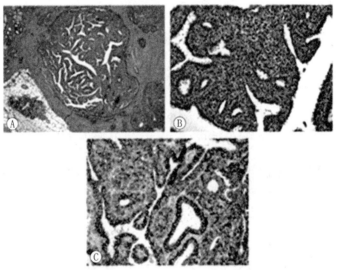

图 3-51 不典型小叶增生和小叶原位癌累及乳头状瘤

A.低倍;B.中倍;C.E-Cadherin 和 p120 双染

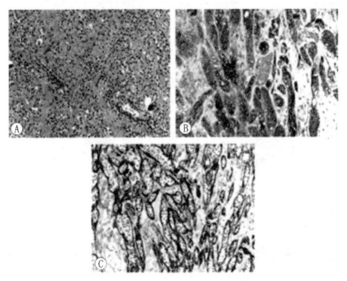

图 3-52 LCIS 累及硬化性腺病

A.HE 染色;B.E-cadherin 和 p120 双染色;C.SMMHC 染色示肌上皮

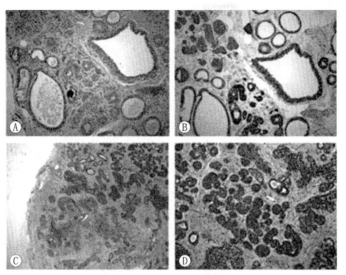

图 3-53　小叶原位癌/不典型小叶增生累及柱状上皮病变(柱状上皮增生和平坦上皮不典型增生)

A.HE 染色；B.E-cadherin 和 p120 双染色；C、D.LCIS 累及纤维腺瘤

2.多形性小叶原位癌

Eusebi 等首先提出多形性小叶原位癌(pleomorphic lobular carcinoma,insitu,PLCIS)的概念。多形性小叶原位癌通常并发浸润性小叶癌,细胞学表现也与经典型小叶原位癌有所不同。与经典型小叶原位癌一样,多形性小叶原位癌的细胞学也丧失黏附性,但核明显多形性,核大小差异可达 2~3 倍,核级别为 3,细胞膜不明显,不同程度的核仁,细胞质含量通常也更多(图 3-54)。偶尔,细胞质呈嗜酸性,具有纤细的胞质颗粒,呈大汗腺样改变(大汗腺型多形性小叶癌)(图 3-55)。多形性小叶原位癌相当常见中央粉刺性坏死和钙化,可能与粉刺型导管原位癌相混淆。如果小叶原位癌呈明显的印戒细胞可称为印戒细胞性小叶原位癌。印戒细胞性 LCIS 也可为多形性 LCIS。与经典型 LCIS 一样,多形性 LCIS 也可累及其他病变,如硬化性腺病等(图 3-56~图 3-58)。与经典型 LCIS 相反,多形性 LCIS 的预后和临床处理不同。多形性 LCIS 预后与 DCIS 相似,所以临床处理也与 DCIS 相似。

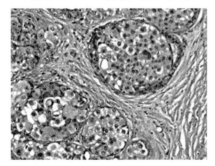

图 3-54　多形性小叶原位癌

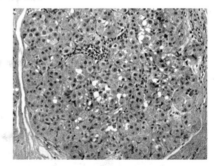

图 3-55　大汗腺型多形性小叶原位癌

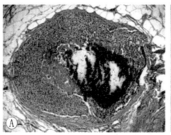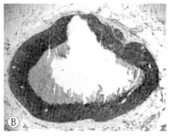

图 3-56　多形性小叶原位癌伴中央粉刺性坏死

A.HE 染色；B.E-cadherin 和 p120 双染色

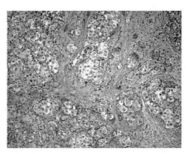

图 3-57　多形性小叶原位癌累及硬化性腺病

癌细胞弥漫浸润，多形性及异型性明显

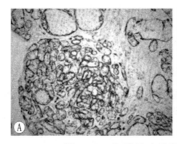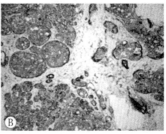

图 3-58　多形性小叶原位癌累及硬化性腺病

A.SMMHC 染色；B.E-cadherin 和 p120 双染色

3.小叶原位癌伴粉刺样坏死

文献中描述过小叶原位癌伴粉刺样坏死，在广泛使用 E-cadherin 免疫染色之前，这些病例常被归入导管原位癌或混合性导管小叶癌。此类肿瘤由经典型小叶原位癌细胞组成，即细胞小而一致，但有时细胞较大，核级别 2～3，有胞质内空泡和无黏附性生长方式，特征是有中央粉刺样坏死区域伴或不伴钙化（图 3-59、图 3-60）。

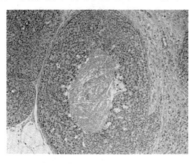

图 3-59　小叶原位癌伴中央粉刺样坏死及周围的浸润性小叶癌

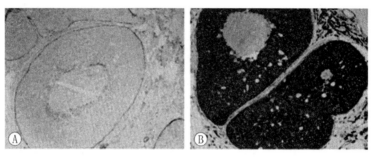

图 3-60　小叶原位癌伴中央粉刺样坏死及周围的浸润性小叶癌

A.E-cadherin 染色阴性；B.p120 染色阳性

4.混合性导管小叶癌

在个别病例中，LCIS 和 DCIS 细胞增生可出现在同一导管内。混合性导管小叶癌通常由经典型小叶原位癌组成，但细胞黏附性较强。或形成微腺泡样结构等类似于 DCIS 的结构，但无细胞黏附性，类似典型的小叶原位癌。E-cadherin 和 p120 免疫染色可呈异质性着色（图 3-61）。

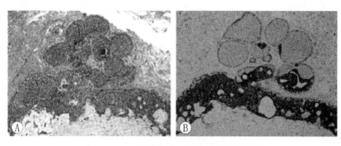

图 3-61　导管和小叶混合性原位癌

A.HE 染色；B.E-cadherin 染色阳性

5.免疫表型

Cadherin（钙黏附蛋白）为钙依赖性细胞黏附蛋白，具有重要的正常组织结构的作用。建立细胞-细胞之间的稳定黏附需要 cadherin 和 catenin 之间的协同作用，从而形成细胞表面黏附和识别与 actin 细胞骨架和细胞信号传导通路之间的联系。Catenin-β_1 与 cadherin 远端的胞质内尾部结构之间具有高度亲和力，从而形成牢固的连接，进而将 catenin-α_1 募集到上述复合体结构之中。α-catenin 连接 actin 细胞骨架，而 catenin-δ1（p120-catenin）直接连接到 cadherin，不依赖其他 catenin 组成成分。Cadherin-catenin 复合体进一步与多种细胞信号分子相互作用，参与细胞信号转导或控制细胞骨架运动。Cadherin-catenin 复合体的稳定并且进而整合黏附小带的过程由磷酸化/脱磷酸化过程控制。由受体型和非受体型酪氨酸激酶催化的 β-catenin 磷酸化作用导致 α-catenin 与 β-catenin 分离并且 cadherin 丧失黏附性，而酪氨酸磷酸酯酶维持或恢复 cadherin 介导的黏附性。

经典型和多形性小叶原位癌几乎都呈 ER 和 PR 阳性。经典型小叶原位癌通常无 Her2 蛋白过表达/基因扩增，无 p53 突变，并且呈 Ki-67 低增殖指数。经典型小叶性肿瘤一般为二倍体,DNA 含量正常,并且 Bcl2 表达增强。相反,多形性小叶原位癌可呈 Her2 蛋白过表达/基因扩增,p53 可阳性,并且 Ki-67 增殖指数呈中高度增高。E-cadherin 阴性或染色强度明显减弱,p120 染色呈胞质着色而细胞膜阴性。E-cadherin 对区分导管性或小叶性病变非常有价值,形态学上明确的小叶原位癌和浸润性小叶癌一般E-cadherin 染色阴性,但在临床实际工作中常见一些病变 E-cadherin 部分阴性或染色减低。正确解读E-cadherin 结果非常重要,不要将 E-cadherin 减低或阳性而诊断为 DCIS。Dabbs 等报道了 p120-catenin 在经典型和多形性小叶原位癌中的应用,其特征性表现为小叶性肿瘤呈胞质弥漫阳性,而导管性肿瘤的染色定位仍然位于细胞膜。

对于大多数病例,E-cadherin 染色就足以协助诊断,但对少部分病例,用 E-cadherin 和 p120 染色,可确保诊断。如果用 E-cadherin 和 p120 双染色,棕色标记 E-cadherin,粉红色标记 p120,则更容易判读(图 3-62)。

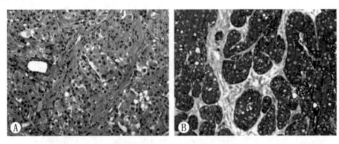

图 3-62 多形性小叶原位癌累及硬化性腺病

A.癌细胞似弥漫浸润,多形性及异型性明显;B.E-cadherin 和 p120 双染色阳性

对于小叶性病变的诊断究竟是以细胞形态为主还是免疫染色为主(E-cadherin 和 p120)仍有争议。有学者认为小叶病变个别病例仍可 E-cadherin 阳性,我们认为以免疫染色标准比较客观。这样也可减少不同病理医师之间的不一致性。

6.鉴别诊断

低级别 DCIS:实性型低级别 DCIS 可能与经典型小叶原位癌很难区分。无黏附性生长方式和出现明显的胞质空泡倾向于小叶性肿瘤,而形成微腺泡结构(筛状结构)支持 DCIS 的诊断。小叶原位癌和 DCIS 的区分具有重要临床意义。手术切除标本需要报告手术切缘有无DCIS,而经典型小叶性肿瘤不需要在病理报告中注明。另外,如果手术切缘有 DCIS 或 DCIS离手术切缘很近,标准治疗方式是再次手术切除。大多数小叶原位癌病例在 HE 切片上就很容易与低级别 DCIS 区分,疑难病例可借助 E-cadherin 和(或)p120 免疫染色进行区分。小叶性肿瘤因 E-cadherin 基因失活,一般呈细胞膜阴性。而 DCIS 无上述基因失活,因而仍然保持细胞膜呈环状着色。E-cadherin 的染色结果判读必须结合形态学特征,因为文献中罕见 DCIS病例呈 E-cadherin 表达减少或完全缺失,以及小叶性肿瘤异常表达 E-cadherin 的现象也有报道。如前所述,个别病例 E-cadherin 染色结果不确定,这些病例使用 p120 catenin 免疫染色非常有帮助。p120 catenin 在细胞膜内面与 E-cadherin 相连,协助维持 E-cadherin 复合体的稳定性。小叶性肿瘤存在 E-cadherin 复合体功能异常,导致 p120 catenin 在细胞质内重新分布并堆积于细胞质内。DCIS 的 E-cadherin 复合体保持正常,因此 p120 catenin 仍然分布于细胞膜(图 3-63、图 3-64)。最后,高分子量细胞角蛋白免疫染色也有助于诊断小叶性肿瘤。克隆号为 34βE12 的细胞角蛋白(包括细胞角蛋白 1、5、10 和 14)通常表达于小叶性肿瘤而不表达或弱表达于 DCIS。然而,使用这种抗体时需要抗原热修复过程,否则会产生假阴性结果。

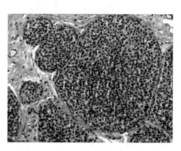

图 3-63　低-中级别导管原位癌形态学与小叶原位癌相似

瘤细胞呈实性团块状生长,大小相对一致

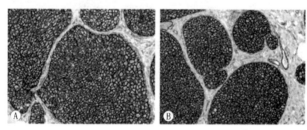

图 3-64　低-中级别导管原位癌形态学与小叶原位癌相似

A.E-cadherin 膜阳性;B.p120 染色显示膜阳性

　　高级别 DCIS:多形性小叶原位癌很容易与高级别 DCIS 混淆,特别是存在中央坏死和钙化时。目前,多形性小叶原位癌和高级别 DCIS 的临床处理方式相同,因此这种区分对临床上不太重要。但是两者的临床意义和预后不同,病理医师应将其区分鉴别开来。多形性小叶原位癌附近通常容易找到经典型小叶原位癌病灶,细胞学无黏附性,疑难病例可做免疫染色,E-cadherin 免疫染色缺失和胞质内 p120 catenin 堆积仍然有助于诊断。图 3-65A、B 为 DCIS 但同时也具备一些 LCIS 的细胞学特征。而图 3-65C~F 为 LCIS 却同时具有 DCIS 细胞学的一些特点。所以此类病例必须做免疫组化加以鉴别。

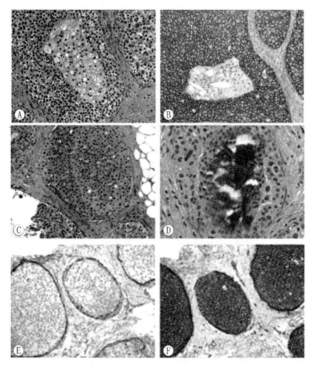

图 3-65　低-中级别导管原位癌形态学与小叶原位癌相似

A.癌细胞核异型性明显,部分区域细胞相对一致,胞质丰富;B.E-cadherin 染色细胞膜强阳性;C、D.实性 LCIS 伴钙化,似 DCIS;C.实性肿瘤细胞团,细胞膜明显;D.LCIS 伴中央钙化;E.E-cadherin 染色阴性;F.p120 染色显示细胞质强阳性

小叶性肿瘤与良性小叶细胞:有时不太容易区分正常小叶和小叶性肿瘤,特别是不典型小叶增生。前者呈 E-cadherin 免疫染色阳性,有助于鉴别。

(五)不典型小叶增生

如前所述,ALH 和 LCIS 的区分标准仍有争议。根据小叶累及和腺泡膨胀的量化标准不同,Page 的标准是 50％而 Rosen 的标准是 75％。即使使用同一标准,不同病理医师的诊断一致性也很差。因为 ALH 和 LCIS 的临床意义和处理方法基本相同,所以二者之间的区分没有太大的临床意义。

ALH 也可呈 Paget 样生长,累及各种其他病变,如乳头状瘤、纤维腺瘤、硬化性腺病或胶原小球病(图 3-66)。ALH 也可伴有微小钙化(图 3-67)或累及导管(图 3-68)。ALH 有时与正常小叶很难区分,尤其是少部分细胞呈小时增生变化时。在 HE 染色切片上,仔细观察细胞形态:大小一致的小细胞,细胞黏附性减低,细胞边界不清,等等。在不确定病例,一定要用免疫染色(E-cadherin 和 p120)加以证实(图 3-69、图 3-70)。有时导管病变例如 ADH 也可能类似 ALH(图 3-71～图 3-76)。

(六)分子学研究

通过遗传学和表遗传学机制,小叶原位癌和浸润性小叶癌都检测到 E-cadherin 基因(CDH1)的杂合性缺失和基因突变。E-cadherin 是一种细胞黏附分子,与 α-catenin、β-catenin 和 γ-catenin

和 p120-catenin 形成复合体。一般认为 E-cadherin 表达缺失是小叶性肿瘤和浸润性小叶癌丧失细胞学黏附性的原因。p120-catenin 在胞质内异常堆积也是小叶性肿瘤的特征之一,可用免疫组化方法显示。

比较基因组杂交(CGH)的经典检测技术和微阵列技术发现了小叶性肿瘤的遗传学特征。小叶原位癌和不典型小叶增生都检测到染色体 6、16、17 和 22 畸变。对多形性小叶原位癌也有一些分子遗传学研究。多形性小叶原位癌除了具有与经典型小叶性肿瘤相同的特征性遗传学改变(1q 获得和 16q 缺失以及 E-cadherin 基因失活)之外,还有 Her2/neu 基因扩增、MYC基因扩增、13q 缺失和 20q 获得。

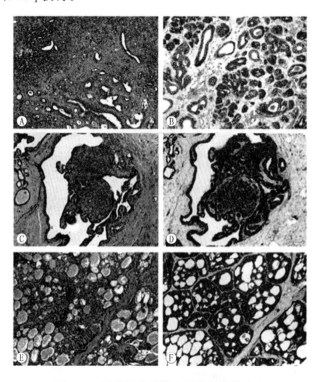

图 3-66　不典型小叶增生累及硬化性腺病

A.ALH 累及硬化性腺病 HE 染色;B.E-cadherin 和 p120 双染色;C、D.ALH 累及乳头状瘤;C.HE 染色;D.
E-cadherin 和 p120 双染色;E、F.LAH 累及胶原小球病;E.HE 染色;F.E-cadherin 和 p120 双染色

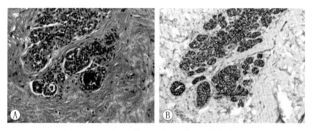

图 3-67　不典型小叶增生伴微小钙化

A.HE 染色;B.E-cadherin 和 p120 双染色

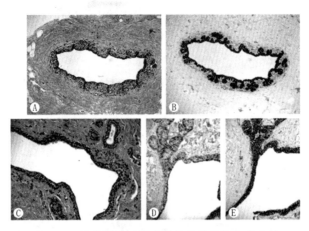

图 3-68 不典型小叶增生累及导管呈锯齿状生长

A.HE 染色;B.E-cadherin 和 p120 双染色;C~E.ALH 累及扩张的导管。C.HE 染色,局部细胞大小一致,轻微增生,细胞形态学变化很轻微,需要仔细观察;D.E-cadherin 染色明显减弱;E.p120 染色胞质阳性

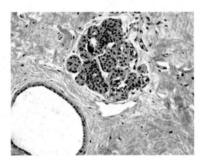

图 3-69 不典型小叶增生伴轻度钙化,与一扩张导管相邻(可作为免疫染色内对照)

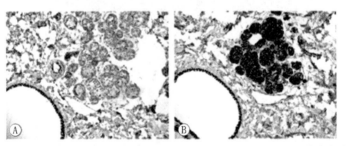

图 3-70 不典型小叶增生伴轻度钙化,与一扩张导管相邻(可作为免疫染色内对照)

A.E-cadherin 染色阴性;B.p120 染色胞质阳性

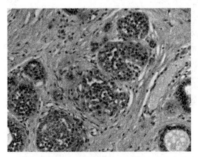

图 3-71 轻度不典型小叶增生:无明显细胞形态学改变

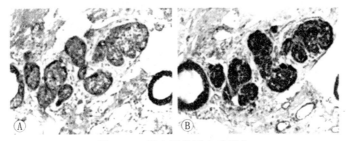

图 3-72　轻度不典型小叶增生

A.E-cadherin 染色明显减低;B.p120 染色细胞质强阳性(图右侧的小导管可作为内对照)

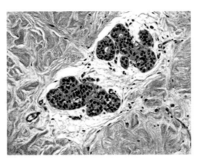

图 3-73　局部轻度不典型小叶增生

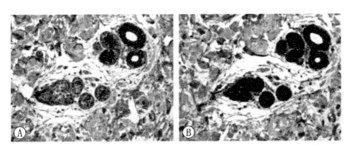

图 3-74　轻度不典型小叶增生

A.E-cadherin 染色示局部染色减低;B.p120 染色局部细胞质强阳性

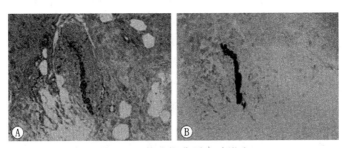

图 3-75　轻度不典型小叶增生

A.ALH 呈线状增生;B.E-cadherin 和 p120 双染色

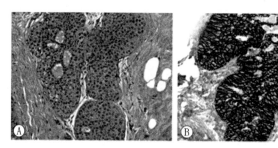

图 3-76　不典型小叶增生

A.细胞大小一致,胞质丰富,具有小叶样新生物一些特征;B.E-cadherin 染色细胞膜强阳性

(七)粗针穿刺活检诊断的小叶性肿瘤的临床处理

如前所述,小叶病变常为多灶性病变,提示患者患乳腺癌的风险增加。如果乳腺局部切除,临床和乳腺影像学随访即可。在粗针穿刺活检中患者常因影像学异常钙化而活检并发现小叶病变。

目前,粗针穿刺活检(CNB)诊断的小叶性肿瘤尚未建立一致的临床处理指南。粗针穿刺活检标本发现小叶病变的临床处理存在争议。最常见的临床选择是影像学和临床密切随访观察,或手术局部乳腺切除。

对粗针穿刺活检标本中的小叶性肿瘤(LCIS/ALH)的临床处理引起了越来越多的关注,针对上述问题已有 30 多项研究。随访发现更严重病变(DCIS 或浸润性癌)的比例不同报告差异较大,最高达 60%,但这些研究显示病理-放射学关系具有不同程度的差异,所用的影像学技术(包括穿刺组织数量和直径)也不同,并且选择粗针穿刺病理包括小叶性肿瘤的多种不同亚型。

最近一些研究显示,如果严格选择病例,经典型小叶性肿瘤如果是粗针穿刺活检标本中的唯一病变,随访发现 DCIS 或浸润性癌的比例高达总病例数的 10%～27%。这些研究的局限性是病例量少,并且研究性质属于回顾性研究,可能会导致选择性偏差。有 3 项近期研究表明,手术切除随访中 DCIS 或更严重病变的发生率为 1%～3%,这些研究的病例量较大,患者均为穿刺活检后立即采取乳腺局部切除。如果包括病理-影像学不一致的病例,则更严重病变的发生率会增加。特别注意其中一项研究,虽然穿刺活检发现小叶性肿瘤在随后的切除活检标本中检测到 DCIS 或浸润性癌的病例很少,但是这些患者中高达 30%在穿刺活检前后发现同侧或对侧乳房内进展为 DCIS 或浸润性癌。穿刺活检后发现的许多同侧癌的发生部位与以前穿刺活检部位无关。

我们最近对 UMPC Magee 妇产科医院的小叶病变平均随访结果进行了回顾性调查。自 2006 年 1 月至 2011 年 7 月,共有 20 260 例乳腺粗针穿刺活检病例,其中 807 例(4%)发现有小叶病变(LCIS 或 ALH),243 例因为患者有病史或粗针穿刺活检同时有浸润性乳腺癌或 DCIS,96 例因影像学检查显示为包块病变,123 例因同时诊断有 ADH、FEA 和多形性 LCIS 而被排除于研究。338 例因钙化而行粗针穿刺活检诊断经典型 LCIS 或 ALH 作为研究对象,其中 237 例患者(70%)有乳腺局部切除随访史。

我们的研究结果表明,这组乳腺局部切除随访的患者中 DCIS 或浸润性癌的检出率为 4.6%。所以小叶病变的总体局部患 DCIS 或浸润性癌的风险为低度至中度。可以根据患者的其他情况分别采取相应的治疗处理方案。

例如年龄为一风险因素,50 岁以上有小叶病变的妇女,其发生癌症的概率可以增高。现仍不清楚粗针穿刺活检中钙化是否对随访中 DCIS 或浸润性癌的发生起一定作用。无论如何,如果粗针穿刺活检为小叶病变,和美国其他大多数医院一致,在 UPMC Magee 妇产科医院,乳腺外科医师和肿瘤科医师一般建议对患者行局部切除术。

三、浸润性小叶癌

浸润性小叶癌(ILC)占所有浸润性乳腺癌的 8%~14%。除经典型外,ILC 有多种独特的形态学亚型。传统分类中,结构亚型包括实性型、腺泡型、小梁状和小管-小叶型。特殊亚型病变的预后可能比经典型差。细胞学形态也会出现多种变异,包括印戒细胞样、浆细胞样、肌样、组织细胞样和多形性改变。由经典型和一种或数种亚型组成的病变,称为混合型 ILC。此外,大约 5% 的浸润型乳腺癌具有小叶和导管两种分化特征,属于混合型癌(混合性浸润性导管癌和浸润性小叶癌)。

ILC 的肿瘤组织学分级方法与浸润性导管癌相同,采用 Elston 和 Ellis 标准,通过评估小管形成、核级别和核分裂活性进行综合评分。

(一)流行病学

与导管癌不同,小叶癌的发病率持续升高,特别是 50 岁以上妇女。乳腺影像学筛查对小叶癌的诊断敏感性低,但这不足以解释这一现象。ILC 的流行病学因素仍然不明确。诊断小叶原位癌之后发生浸润性癌的长期风险增加,但是尽管如此,由于进展为癌的时间普遍很长,从临床处理的角度,小叶性肿瘤的原位病变按风险性病变进行处理。Arpino 记述了 4140 名 ILC 患者的临床和生物学特征,并与 45 169 名 IDC 患者进行比较,发现 ILC 患者对侧乳腺患癌率明显高于 IDC 患者(分别为 20.9% 和 11.2%,P<0.0001)。比较研究结果支持一些患者具有发展为小叶性肿瘤的遗传倾向。因为一部分低级别导管癌和小叶癌具有基本相似的细胞遗传学改变,所以可以推测这种遗传倾向也可能适用于低级别 DCIS 和低级别浸润性导管癌。ILC 和 IDC 的生存率总体上大致相似,5 年生存率分别为 85.6% 和 84.1%(P=0.64),同一研究中发现 5 年无病生存率略有不同,但无统计学差异(分别为 85.7% 和 83.5%;P=0.13)。但是由于 ILC 和 IDC 都含有许多亚型,生物学属性不同,并且乳腺癌一般具有较长期的生物学变化和结局,所以这些资料的实际价值可能很有限。

(二)临床表现和影像学

临床上,浸润性小叶癌表现为可以触及的肿块或乳腺影像学异常,其特征类似浸润性导管癌。一些报道认为 ILC 比 IDC 更常见多灶性或为多中心性。平均 13.3%(8%~19%)的患者可在对侧乳腺发现浸润性癌。然而,大多数浸润性小叶癌在物理检查或乳腺影像学检测中的表现可以非常轻微。查体时仅有一界限不清的增厚区或硬块而无明确的边界。乳腺影像学检查时病变可同样轻微,多为界限不清的不对称的致密影伴结构扭曲。肿瘤大小、累及范围在查体和乳腺影像学检查中均可能被低估。这一影像学发现有钙化的患者比不伴有钙化的概率低。

(三)大体检查

浸润性小叶癌大体表现多样,部分病例呈实性、砂粒样、灰白色肿块,质地韧或硬,边界常不规则。细胞丰富的肿瘤有时呈褐色。肿瘤大小可能平均比浸润性癌大。有些大体无明显肿块,另一些病例大体检查或触诊均无明显异常,仅在显微镜下发现浸润性小叶癌。术中冷冻切片标本有时很难诊断,容易误诊。

1.经典型浸润性小叶癌

大多数经典型 ILC 伴有小叶原位癌。经典型 ILC 以单个或单行肿瘤细胞浸润间质,呈细长线状排列(图 3-77),其宽度不超过一两个细胞。肿瘤细胞围绕导管和小叶周围排列时形成同心圆(牛眼状或靶环状)结构(图 3-78)。细胞小到中等大,形态一致,无黏附性,细胞核多偏于一侧,呈轻度非典型性,染色稍深,无明显核仁,核分裂象少见。多数细胞有胞质内黏液空泡,可用黏液卡红和 Alcian 染色显示,胞质内黏液空泡较大时使肿瘤细胞形成印戒细胞样形态(10%以上肿瘤细胞为印戒细胞时称为印戒细胞样 ILC,但印戒细胞样形态也可见于其他 ILC 亚型和 IDC)(图 3-78)。病变可呈跳跃性分布,斑片状肿瘤细胞与病变主体由未受累乳腺组织分隔开。另外,肿瘤细胞还可以呈隐匿的浸润方式,散在分布于乳腺间质和脂肪组织之间(图 3-79),无明显促纤维反应,不明显破坏乳腺固有组织(图 3-79)。ILC 和 LCIS 可以共存,提示浸润性肿瘤可能来自小叶原位癌(图 3-80)。然而在许多情况下,ILC 可伴 DCIS 而非 LCIS。ILC 易于发生远隔转移(图 3-81、图 3-82)。

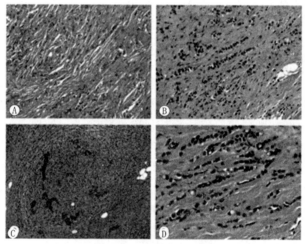

图 3-77　浸润性小叶癌

A.肿瘤细胞呈线状排列;B.瘤细胞呈线状排列;C.ILC 肿瘤细胞围绕导管或小叶周围形成同心圆结构;D.印戒细胞样 ILC,高倍镜示部分肿瘤细胞为印戒细胞

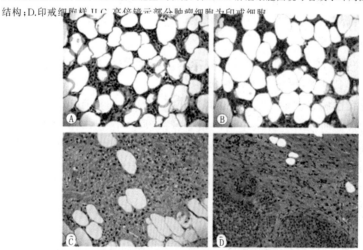

图 3-78　浸润性小叶癌浸润脂肪

A.HE 染色,肿瘤细胞分散浸润于脂肪间质;B.E-cadherin 和 p120 双染色;C.LIC 浸润间质和脂肪,无明显组织反应;D.LCIS 和 ILC

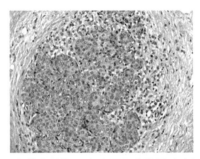

图 3-79　小叶原位癌伴局部微小浸润。小叶原位癌周围肿瘤细胞开始进展为间质浸润

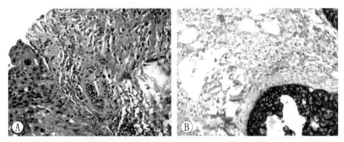

图 3-80　浸润性小叶癌伴浸润性导管癌

A.右上为浸润性小叶癌,左下为导管原位癌;B.E-cadherin 染色浸润性小叶癌阴性,导管原位癌阳性

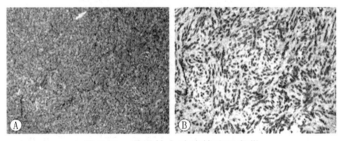

图 3-81　浸润性小叶癌转移至卵巢

A.肿瘤细胞广泛浸润卵巢间质;B.E-cadherin 和 p120 双染色阳性

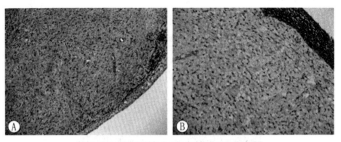

图 3-82　浸润性小叶癌转移至子宫颈

A.肿瘤细胞广泛浸润外子宫颈间质;B.E-cadherin 染色肿瘤细胞阴性,鳞状上皮阳性

2.腺泡型浸润性小叶癌

　　腺泡型(alveolar)ILC 的浸润性肿瘤细胞形成圆形细胞团,生长方式类似小叶原位癌,但肿瘤细胞巢周围无肌上皮细胞和基底膜。肌上皮标记物免疫染色可证实肌上皮消失(图 3-83)。肿瘤细胞形态与经典型相同,大多数表现为细胞小而一致。每团细胞超过 20 个,细胞团

之间隔以薄层纤维性间质(图3-84)。

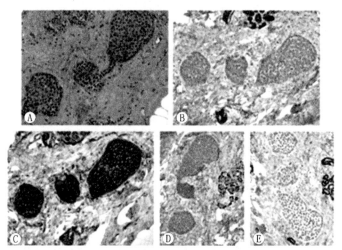

图3-83　浸润性小叶癌似 LCIS

A.HE 染色,肿瘤细胞呈团块状生长;B.E-cadherin 染色阴性;C.p120 染色细胞质强阳性;D.p63 阴性;E.SMMHC 阴性

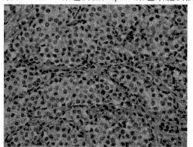

图 3-84　浸润性小叶癌呈典型腺泡型生长

3.实性型浸润性小叶癌

实性型 ILC 的肿瘤细胞弥漫成片,可能貌似其他病变,尤其是淋巴瘤。肿瘤细胞核常有高级别核特征。仔细观察往往会发现经典型浸润性小叶癌区域,通常位于病变边缘。肿瘤细胞弥漫浸润周围组织形成大片实性结构,其内间质稀少(图3-85)。

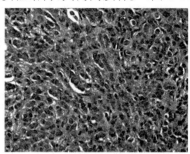

图 3-85　浸润性小叶癌实性生长

4.小管-小叶型浸润性小叶癌

小管-小叶型浸润性小叶癌最初由 Fisher 描述于 1977 年,其特征为总体上呈现经典型浸润性小叶癌的细胞学和结构特征,包括单行线状和靶环状结构,但又出现类似小管癌的小管结构,因此不同于经典型浸润性小叶癌。

小管-小叶癌显示细胞高度拥挤和结构复杂。几项研究发现大多数小管-小叶癌呈E-cad-herin免疫染色阳性,认为肿瘤性质更接近导管癌而不像小叶癌,应将其归为导管癌。然而有的研究中小管-小叶癌不表达E-cadherin,并且小管-小叶癌常常伴有小叶原位癌,因此某些学者认为它属于真性小叶/导管混合性癌。现在大多数乳腺病理医师认为,小管-小叶癌如果E-cadherin阳性应归为导管癌,而不应将其归为小叶癌。在极少数情况下,浸润性小叶癌的局部呈小管状生长,如果其E-cadherin阴性,可将其称为小叶癌(图3-86、图3-87)。

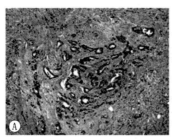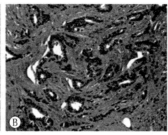

图 3-86　浸润性小叶癌局部呈小管状

A.低倍镜下浸润性肿瘤大部分为经典型浸润性小叶癌,局部呈小管状;B.HE高倍镜下肿瘤呈小管状结构,细胞大小一致,呈低级别

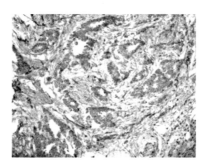

图 3-87　E-cadherin 染色阴性

5.多形性浸润性小叶癌

多形性ILC多为3级肿瘤,具有较强的侵袭性生物学行为。核呈现显著的核多形性,核分裂指数较高。多数病例具有与经典型ILC相同的线性生长方式,但是常出现混合结构,在腺泡型和实性型中显示特征性的核多形性。免疫组化表达模式可能明显不同于经典型,呈Her2过表达,p53阳性,部分病例不表达ER和PR,以及表达高分子量角蛋白(34βE12)。细胞遗传学特征更像3级导管癌,而不像经典型小叶癌。

6.大汗腺/组织细胞样型浸润性小叶癌

此型肿瘤细胞核大,核轻度异型,有丰富的泡沫状、淡染或嗜酸性胞质,类似巨噬细胞,因此称为"组织细胞样"。其他方面表现为多形性亚型的细胞学和结构特征的ILC也可观察到大汗腺分化和组织细胞样形态,但只有以上述细胞群为主的肿瘤才能归入大汗腺/组织细胞亚型。细胞内黏液在小叶性肿瘤非常普遍,但在个别病例,细胞外黏液分泌也可发生,此时不应将其诊断为黏液癌或导管癌。

(四)浸润性小叶癌的组织学分级

与IDC相同,ILC的组织学分级也是按照Nottingham系统分级。经典型ILC腺管评分为 3,核分裂评分一般 E-cadherin 和 p120 双染色证实为小叶性肿瘤为 1,所以最终的组织级别将取决于核级别评分,如核级别为 1,则 Nottingham 总分为 5,组织学级别为 1;如核级别为 2,则分数为 6,组织级别为 2。大多数 ILC 的组织学级别为 2。当然多形性 ILC 组织学级别可以为 3。

(五)鉴别诊断

某些经典型小叶癌的肿瘤细胞广泛散布于貌似正常的乳腺间质内,肿瘤细胞很小,核级别为 1,无明显的促纤维反应,因此,低倍镜下容易漏诊或误诊为散在单个核炎症细胞。实体型浸润性小叶癌有时与淋巴瘤很难鉴别,因为两者均由大小相对一致的、大片无黏附肿瘤细胞组成。对于不确定的病例,应用 CK 或淋巴瘤标记物来帮助诊断。多形性浸润性小叶癌有时与高级别浸润性导管癌难以区分;间质线状或单个细胞浸润、可见胞质内空泡、E-cadherin 阴性支持小叶癌的诊断。组织细胞样亚型易与反应性组织细胞浸润混淆,CD68 和 CK 免疫染色能帮助鉴别。CK 和 S-100 免疫染色可将颗粒细胞瘤与小叶癌相区分。浸润性导管癌也可见肿瘤细胞呈线形生长似 ILC,应做免疫组化帮助鉴别。

(六)分子病理学和细胞遗传学

如上所述,小叶性肿瘤的标志性分子学特征是 E-cadherin 基因(CDH1)功能失活或下调,免疫组化检测 E-cadherin 阴性。E-cadherin 表达缺失归因于杂合性丢失、基因突变或启动子沉默。E-cadherin 的胞质内结构域与 β-catenin 和 γ-catenin 相互作用,然后才能通过 α-catenin 与 actin 细胞骨架形成连接。另外,β-catenin 和 γ-catenin 在某些情形下可作为转录因子,并相互竞争。转录活化的 β-catenin 位于细胞核内,能上调 c-myc 和 cyclin D1 的功能。E-cadherin 表达缺失导致细胞黏附性丧失,形成明显的单行线状排列形态。70%~95% 的小叶癌 ER 阳性,高于浸润性导管癌(80%),PR 阳性率在小叶癌中为 60%~70%。在所有小叶癌中 Her2/neu 表达率为 7%~10%,但多形性小叶癌高达 30%。

最近研究发现小叶癌还有许多其他分子学改变,也与部分导管癌相同,例如存在纤维母细胞生长因子受体 1(FGFR1)基因扩增,该基因位于 8p11.2,可能具有治疗意义。极少数家庭检测到的 E-cadherin 家族缺陷倾向,并形成小叶癌或弥漫型胃癌。

虽然许多试验或证据支持分子发生机制从 LCIS 到浸润性小叶癌。因为 FEA、小叶性肿瘤、ADH、低级别 DCIS、小管癌、浸润性筛状癌及浸润性小叶癌、低级别浸润性导管癌经常共有,所以一些乳腺病理专家提出存在一个低级别乳腺肿瘤家族的建议。免疫组化支持这一概念,因为所有上述病变免疫表型都非常相似,其特征为表达 ER、CK19、Bcl2、Cyclin D1,而 Her2、p53 和基底样标记物阴性。这些病变有相似的遗传学改变,特征为染色体 1p、16p 获得和 16q 缺失。多形性 ILC 比经典型 ILC 有更多不同的改变,尤其是 c-myc 和 Her2 基因扩增。但它没有高级别导管癌的其他许多改变,所以多形性小叶癌仍然更像小叶癌而不像高级别浸润性导管癌。

(七)预后和治疗

由于特殊的临床表现和影像学不敏感性,浸润性小叶癌在诊断时倾向于进展期病变,肿瘤常稍大于浸润性导管癌。长期临床预后方面,小叶癌并不比导管癌差。并且,一些研究表明浸润性小叶癌反而比浸润性导管癌预后好。然而大多数研究表明二者预后相似。

ILC 的转移有其特点。Harris 等认为：①肺转移，ILC 常多于 ILC。②骨转移，ILC 比 IDC 常见。③乳腺癌所致脑转移几乎全是 ILC。④ILC 在腹腔或腹膜后转移高于 IDC。转移灶多为小结节，倾向于广泛播散，而 IDC 多为较大肿块。⑤广泛浸润子宫壁等。

由于小叶癌具有特发性和双侧性的特征，所以局部乳腺切除治疗一直有争议。大多数研究表明，全乳腺切除在 ILC 比 IDC 更常用，也有些报道对侧乳腺预防切除。有人认为对 ILC 患者保守治疗是适当的，所以提倡足够时间进行术前评估，排除广泛的多发性病变或对侧乳腺病变。有人建议浸润性小叶癌本身不影响是否进行局部切除的决定。

因为 80%～90% 的 ILC 呈 ER 和（或）PR 阳性，所以内分泌治疗是主要保守治疗方法，大多数 ILC 细胞的 Ki-67 增殖指数很低，所以化疗的作用有限。由于许多机制仍不清楚，所以对 ILC 的内分泌治疗和化疗应采用治疗 IDC 一样的规则。

第四章　呼吸系统肿瘤的病理诊断

第一节　上皮组织肿瘤

一、良性上皮性肿瘤

（一）乳头状瘤

1.鳞状上皮乳头状瘤

见图 4-1。此瘤是在支气管黏膜表面上皮发生鳞化的基础上形成的乳头状增生性良性肿瘤，较罕见。多见于支气管主干开口处，有的亦可在叶及段支气管。成人多见，亦可在儿童和年轻人发生。此瘤是由 HPV 所致，可分为孤立性和多发性两种，孤立性者为多，多发性者称为乳头状瘤病。

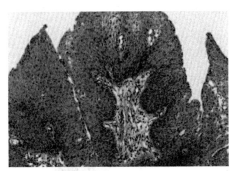

图 4-1　鳞状上皮乳头状瘤
瘤组织呈乳头状，由分化好的鳞状上皮构成

（1）大体：孤立性者，在支气管腔内呈乳头状生长，通常有广基的蒂与支气管壁相连。弥漫性者，在气管、支气管黏膜见散在或成簇分布的疣状或菜花状赘生物，突入腔内。也可累及肺在内壁光滑的囊腔内有无数小乳头状赘生物或小的实性结节。

（2）光镜：瘤组织主要由上皮组织构成，呈大小不等的乳头状结构，其轴心为富含血管的疏松纤维性间质。乳头表面被以分化好的非角化复层鳞状上皮，细胞间桥可见；鳞状细胞可显示核周透亮，即凹空细胞变。核分裂象不常见，但偶见角化不良的不典型细胞或核分裂象。有些孤立性乳头状瘤，如发生在成年人，则有恶性变的倾向。可表现为细胞增生明显，层次增多，有不同程度的异型性，甚至发生原位癌或局灶性浸润性鳞癌。

（3）鉴别诊断：此瘤主要是和腔内乳头状型早期鳞癌鉴别，后者支气管黏膜上皮常呈原位癌表现，且癌组织常侵及管壁，并向管腔内呈乳头状生长，其细胞分化不成熟，极向紊乱，核分裂象易见。与乳头状瘤鉴别并不困难。

2.柱状细胞乳头状瘤

见图 4-2。此瘤较鳞状上皮乳头状瘤少见，是由大支气管黏膜表面的纤毛或无纤毛柱状上皮细胞增生形成,亦可混有不等量的杯状细胞。一般为单发性,突入支气管腔内。亦可多发,扩展至肺实质。

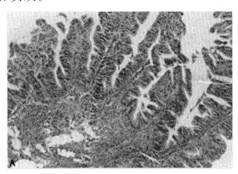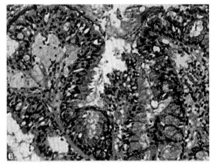

图 4-2　柱状细胞乳头状瘤

A.乳头状瘤组织表面衬以立方状上皮,轴心为富含血管的纤维组织

B.乳头状瘤组织表面衬以纤毛柱状上皮及黏液细胞

　　光镜:瘤组织呈乳头状或绒毛状,大多数病例其表面被以分化好的单层或假复层柱状上皮或立方状上皮,有时亦可被以黏液细胞及柱状上皮细胞或纤毛上皮细胞,其轴心为含有血管的少量纤维组织。

　　3.混合性乳头状瘤

　　见图 4-3。支气管乳头状瘤亦可由鳞状上皮和柱状细胞两种成分混合构成,通常为单个的,亦可多发。其鳞状上皮易有不典型增生,并可发展为鳞状细胞癌。

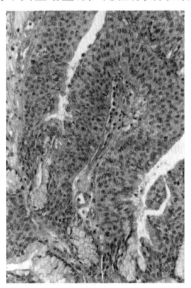

图 4-3　混合性乳头状瘤

瘤组织由鳞状上皮、柱状细胞及黏液细胞混合构成

(二)腺瘤

1.唾液腺型腺瘤

(1)黏液性腺瘤(图4-4):此瘤较少见,是由气管、支气管壁的黏液性腺体增生形成的腺瘤。

常见于儿童或青年人,多发生在大支气管,可引起阻塞症状。①大体:通常为单个局限性包块,呈息肉状突入支气管腔内。②光镜:瘤体表面通常被以支气管柱状上皮,上皮下瘤组织境界清楚,由大小不等、形状不一、分化成熟的黏液性腺体构成。腺上皮细胞呈柱状或立方状,胞浆透亮,核大小一致,位于基底部,腺腔内常充满黏液,间质为少量纤维组织。有的腺体可明显扩张呈囊状,腔内充满黏液。

(2)浆液性腺瘤(图4-5):瘤组织由大小不等、分化好的浆液性腺体构成。腺体上皮细胞呈立方状或柱状,胞浆呈伊红色,核圆形,大小一致,位于细胞中央,腺腔内可充有蛋白性分泌物。有的腺体上皮细胞可见嗜酸性细胞变。间质为少量纤维组织。

(3)混合性腺瘤:如由黏液腺和浆液腺两种腺体成分共同构成瘤组织,可称为混合性腺瘤。

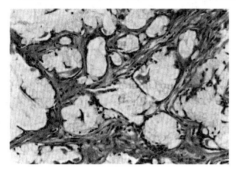

图4-4 黏液性腺瘤

瘤组织由大小不等的黏液性腺体构成

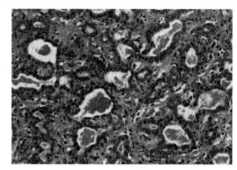

图4-5 浆液性腺瘤

瘤组织由大小不等的浆液性腺体构成

(4)多形性腺瘤:可见于气管及大支气管,亦有发生在肺外周部的个例报道,均极少见。患者年龄为35~74岁,或无症状,在X线胸透时偶然发现,或有支气管阻塞的症状。生长缓慢,但有侵袭生长倾向,可局部复发。①大体:肿瘤多发生在大支气管,在支气管内呈息肉状,或略呈结节状,将其管腔堵塞,直径1.5~16 cm不等,约1/3见于肺外周部而不明显累及支气管,境界清楚,偶尔也可占据一个肺叶。肿瘤呈灰白色,质地软而有弹性,切面呈黏液样。②光镜:其组织形态与唾液腺发生的多形性腺瘤相同,具有双向组织学特征,即在黏液样及黏液软骨样基质或透明变性间质中,见有上皮细胞构成的小腺管、相互吻合的条索、小梁或小岛,其间混杂有多少不一的肌上皮细胞,呈梭形及星芒状。③免疫组化:上皮成分CK阳性,肌上皮细胞vimen-tin、actin、S-100蛋白及GFAP呈阳性反应。

(5)嗜酸性细胞腺瘤:此瘤罕见,是由嗜酸性细胞组成的良性肿瘤,亦可叫嗜酸性细胞瘤,多见于男性吸烟者。有意义的是支气管腺体的嗜酸性细胞化生较常见于老年人。①大体:肿瘤多位于大支气管腔内,呈境界清楚的孤立结节,直径1.0~3.5 cm,可致管腔堵塞。②光镜:肿瘤由具有嗜酸性颗粒状胞浆特征的瘤细胞构成,多围绕血管聚集,被纤维性间质分隔呈巢、片状、带状或腺样结构。瘤细胞胞浆丰富,核圆形、均一、居中,核仁明显,分裂象及坏死罕见或无。③鉴别诊断:此瘤应与嗜酸细胞类癌相鉴别。免疫组化和电镜观察有助于二者的鉴别。后者NSE、CgA等阳性,电镜下除见瘤细胞胞质内有大量线粒体外,尚可见神经分泌颗粒。而嗜酸性细胞腺瘤NSE及CgA阴性,电镜下瘤细胞胞质内仅含有大量线粒体,而无神经分泌颗粒。

2.肺泡性腺瘤

此瘤是由肺泡Ⅱ型上皮形成的良性肿瘤,罕见,仅有少数病例报道。多见于老年女性,无症状。

(1)大体:通常为位于肺外周部的孤立结节,境界清楚,直径大多为1～2 cm,呈灰白色或褐色。

(2)光镜:此瘤为境界清楚的多囊性包块,由厚度不等的纤维性间隔将扩张的腔隙分隔,中心部的囊腔较大,囊内含嗜酸性颗粒状物质,PAS 染色阳性,有时伴有泡沫状巨噬细胞。囊腔表面衬以钉突状或立方状细胞,如被以扁平细胞,则类似扩张的淋巴管而误为淋巴管瘤。间质为含梭形细胞的黏液样基质。文献中有报道由肺泡Ⅱ型细胞形成的腺瘤,具有嗜酸性细胞的特征。

(3)免疫组化:囊腔内衬的立方状上皮细胞 CK、表面活性物蛋白(SPA/B)、TTF-1 阳性,CEA 局灶性阳性,而间质细胞 SMA 和 MSA 呈局灶性阳性。

(4)电镜:这种细胞表面有微绒毛,并有细胞间黏合带连接,胞质内含有板层小体,表明为Ⅱ型肺泡细胞。

3.乳头状腺瘤

此瘤罕见。患者一般无症状,生长缓慢,多在常规 X 线胸片检查时发现,为孤立的钱币样病变。

(1)大体:肿瘤常位于肺外周部实质内,亦可位于中央部,为孤立结节,境界清楚,直径大多为1.0～2.5 cm。切面灰白色,呈海绵状或颗粒状。

(2)光镜:肿瘤在肺实质内境界清楚,瘤组织由分支的乳头状结构组成,其轴心为富含血管的纤维组织。乳头表面被以分化好的单层立方状至柱状上皮细胞,大小一致,胞核圆形或卵圆形,偶见核内嗜酸性包涵体,未见核分裂象、坏死及细胞内黏液。

(3)免疫组化:瘤细胞可显示 CK、SP-A/B 及 Clara 细胞抗原,但不恒定。

(4)超微结构:瘤细胞最常见的是Ⅱ型肺泡细胞,胞质内含有发育良好的板层小体,也可为 Clara 细胞,胞质顶端含有电子致密颗粒。

(5)鉴别诊断:此瘤主要是与乳头状型细支气管肺泡癌鉴别。癌组织由细支气管肺泡上皮构成,亦可呈乳头状,但主要的区别是瘤组织无论在组织学还是细胞学上,均具有恶性特征,瘤细胞及其核有一定的异型性,呈鳞屑样生长,即瘤组织常零散地侵及邻近的肺泡腔内,而无清楚分界,可见侵及肺膜或在肺实质的浸润现象。

4.黏液性囊腺瘤

此瘤极为少见,是由分化好的黏液上皮构成的单房性囊性肿块。患者多为51～70 岁的人群,大多为吸烟者,在 X 线胸片上为肺的孤立性结节。

(1)大体:肿瘤常位于胸膜下,为充满黏液的单房性囊肿,直径<2 cm,与支气管无连接,囊壁薄。

(2)光镜:典型的囊肿壁由纤维组织构成,内衬高柱状到立方状黏液上皮,核深染,位于基底部。有的病例上皮可有轻度异型性,局部上皮呈假复层,但无侵及周围肺组织现象。有的囊壁可出现明显慢性炎症或纤维化,可导致上皮变扁平或消失,以及对黏液的异物肉芽肿反应。

（3）鉴别诊断：另有一种叫交界恶性黏液性囊性肿瘤，应与上述囊腺瘤鉴别。后者可为多囊性，其被覆上皮细胞有异型性，表现为胞核呈复层、多形性及深染；或甚至可出现真正的腺癌灶，即柱状上皮细胞核仁明显，并侵及囊壁及周围肺组织呈实性生长，但预后仍良好。

此瘤还需与转移性黏液性囊腺癌相鉴别。结合临床如卵巢等有黏液性囊腺癌病史，不难做出判断。

（三）纤维腺瘤

肺的纤维腺瘤亦名腺纤维瘤，极罕见。

1.临床表现

患者均为成年男性，肿物位于肺实质，呈卵圆形，约核桃大，质中等，境界清楚。未见胸腔积液及区域淋巴结肿大。

2.大体

肿瘤位于胸膜下肺实质，灰白色卵圆形，直径 3.0 cm 左右，质实，与周围肺组织分界清楚。

3.光镜

瘤组织由立方状上皮细胞形成的腺管状结构及其间的纤维性梭形细胞构成，其形态与乳腺纤维腺瘤十分相似。上皮细胞及间质细胞均分化良好，未见核分裂象。免疫组化证实，大小不等的腺管上皮细胞为Ⅱ型肺泡上皮，间质的纤维性梭形细胞为成纤维细胞及肌纤维母细胞。部分腺管的上皮细胞增生。

4.免疫组化

腺管上皮 CK-L（＋）、EMA（＋）、TTF-1（＋）、ER、PR（＋）；间质梭形细胞 Vim（＋），S-100（－）、SMA（－）、Des（－）、CD34（－）。

（四）肌上皮瘤

1.肌上皮瘤

肌上皮瘤极罕见，它是由肌上皮细胞构成而无导管上皮成分的一种良性肿瘤。可见于成人，为肺实质内境界清楚的结节，生长缓慢。

（1）光镜：肿瘤由梭形及卵圆形细胞形成的片块、结节或相互交织的细胞束构成，未见上皮成分。瘤细胞分化好，可含有糖原而无黏液，有些区可见黏液样或软骨样基质，其中含有星芒状细胞。如瘤组织由腺上皮及肌上皮共同构成，则可见腺管状结构及梭形细胞混杂在一起。此瘤可称为上皮-肌上皮瘤或腺肌上皮瘤。

（2）免疫组化：肌上皮瘤细胞对 S-100、P63、GFAP 及 SMA 呈阳性反应，角蛋白亦可阳性，而腺上皮 CK 呈阳性。

（3）电镜：瘤细胞胞浆内见有糖原及直径 6 nm、平行排列的微丝，与肌微丝一致，也可见桥粒、黏合斑及不连续的基膜。这些超微结构特征与肌上皮相一致。

（4）鉴别诊断：此瘤要与梭形细胞癌及平滑肌肿瘤相鉴别。免疫组化染色，角蛋白阴性及弥漫性S-100蛋白阳性可与上述两种肿瘤区别。

2.腺肌上皮瘤

腺肌上皮瘤极罕见，是由上皮和肌上皮两种细胞构成的一种良性肿瘤。女性为多，年龄52～63岁。肿瘤是从支气管腺体发生，形成局限性单个或多个结节，直径 0.8～2.6 cm 不等。

(1)光镜:瘤组织由良性腺上皮及肌上皮两种成分组成,呈实性巢、腺样及乳头状结构;腺体内层上皮呈立方状,CEA、EMA 呈(＋),外层梭形肌上皮 S-100 呈(＋)。有些腺体腔内充有胶质样分泌物。瘤组织除上述所见外,还可见由单层上皮构成的腺体,其上皮细胞标记呈阳性外,TTF-1 亦呈阳性表达,显示其具有肺细胞分化表型,被称之为肺细胞性腺肌上皮瘤。

(2)免疫组化:腺样结构内层立方状上皮 CK-pan、EMA、TTF-1(＋),外层梭形肌上皮 CK-HMW、S-100、SMA、Calponin 及 P63 呈(＋)。

二、癌前病变及早期肺癌

在各种致癌因素的作用下,支气管黏膜上皮逐渐变为癌。首先是支气管上皮的基底细胞增生、上皮鳞化,进而在此基础上进展为基底细胞或鳞化上皮的不典型增生。按其细胞异型性或不典型性的程度,可分为轻度、中度、重度异型增生或不典型增生。另外,肺泡上皮亦可有增生和不典型增生。这些病变如再进一步发展,即可癌变,在支气管者即形成原位癌。故可把上述这几种不典型增生,看作癌前病变。

(一)癌前病变

1.基底细胞不典型增生

见图 4-6。在正常情况下,支气管上皮基底细胞位于假复层纤毛柱状上皮基底部,仅呈单层零散分布于基底膜上。当炎症或其他因素作用下,基底细胞可发生增生,数量增多;继续发展可呈不典型增生,表现为其数量、层次增多,细胞增大,核深染,排列稍紊乱,其表面的纤毛柱状上皮仍可见。在此基础上基底细胞可发生癌变,异型性更为明显,进一步可发展为原位鳞癌。有时,可见纤毛柱状上皮下的单层基底细胞不经不典型增生而直接癌变的现象。

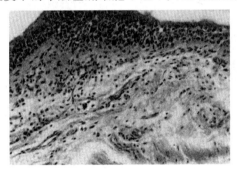

图 4-6　基底细胞不典型增生

支气管上皮细胞下基底细胞层次增多大小不一,排列紊乱

2.鳞状上皮不典型增生

这种病变亦称鳞状上皮异型增生,是在支气管表面上皮发生鳞化的基础上进一步发展而形成的,故亦可称为不典型鳞化。表现为鳞化的上皮呈不同程度的细胞层次增多、排列紊乱、极向消失、大小不等、核增大、深染,可见核分裂象等。它是进一步发展为肺鳞癌最常见的病理组织学基础。根据其异型性的大小,可分为轻度、中度和重度 3 级。轻度者这些变化轻微,仅基底层细胞增生,占上皮全层的下 1/3,核分裂象无或极少;中度者这些变化较轻度者为著,基底层细胞增生更明显,占上皮全层的下 2/3,细胞核浆比例增大,核垂直排列,核仁不明显,下 1/3 可见核分裂象;重度者细胞层次增加明显,细胞大小不等及多形性明显,基底带细胞扩展

至上 1/3,核浆比例增大,核形带角或有皱襞,染色质粗且分布不均,核仁明显,在下2/3可见核分裂象(图 4-7)。

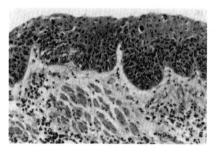

图 4-7　鳞状上皮重度不典型增生

支气管表面鳞状上皮全层 2/3 细胞异型明显,大小不等,排列紊乱

3.肺泡上皮不典型增生

在某些炎症(如特发性间质性肺炎)或其他病理情况(如硬化性血管瘤)下,常见肺泡上皮增生现象。有时Ⅱ型肺泡上皮或 Clara 细胞增生显著,表现为细胞增大,呈立方状或低柱状,核稍增大、深染,肺泡壁稍增厚。此外,有一种肺泡上皮局限性不典型腺瘤性增生(AAH)(图4-8),与早期细支气管肺泡癌难以区别。主要是其大小一般不超过 5 mm,肺泡上皮分化良好,肺泡壁不增厚,无淋巴细胞浸润。在细支气管肺泡癌的病例中,有时在远离癌灶的部位,甚至在另一肺叶见肺泡上皮呈腺瘤性不典型增生的现象。

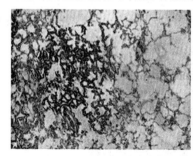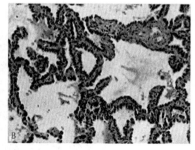

图 4-8　肺泡上皮不典型腺瘤性增生

A.在肺实质局限性肺泡上皮增生,境界清楚。B.同上放大,肺泡上皮腺瘤性增生,呈立方状

4.神经内分泌细胞增生

见图 4-9。神经内分泌细胞增生在 WHO 肺及胸膜肿瘤组织学分类中称为弥漫性特发性肺神经内分泌细胞增生,主要见于细支气管黏膜,最常见者是继发于气道或间质性炎或间质纤维化的一种非特异性反应。因此,可能大多数神经内分泌细胞增生并不是一种癌前状态。此外,也见于无气道炎症或弥漫性间质纤维化,而有多数性微瘤及一个或更多外周型类癌的患者。在 70%以上的外周型类癌的病例,在其邻近的支气管或细支气管黏膜内见有神经内分泌细胞增生。

(1)光镜:病变局限在细支气管黏膜上皮内,表现为增生的神经内分泌细胞数量增多,可从单个散在或呈线样,或在细支气管上皮基底部形成小巢,更甚者可将细支气管上皮由增生的神经内分泌细胞完全取代,可致其管腔狭窄,但不穿透基底膜。神经内分泌细胞较小,排列不整,核形不一、深染。

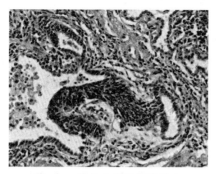

图 4-9　神经内分泌细胞增生
增生的神经内分泌细胞在细支气管上皮基底部聚集成巢

（2）鉴别诊断：要确定神经内分泌细胞增生需借助免疫组化证实。主要与细支气管上皮的基底细胞不典型增生相鉴别，后者见于邻近外周型鳞癌的细支气管，基底细胞数量增多，排列较规律，大小、形状较一致，免疫组化神经内分泌标记阴性。

（二）早期肺癌

在临床上，诊断早期肺癌较困难。影像学上常无肿块形成，一般不易发现。大多是在查体进行痰细胞学检查时，或经纤维支气管镜活检发现，经手术切除、全面病理检查确诊的。故早期肺癌较为少见。根据癌发生的部位，早期肺癌分为中央型和外周型，大多为鳞状细胞癌。

1.中央型

中央型早期肺癌是指发生在次段支气管以上大支气管的癌。其诊断标准，一是癌组织局限在支气管壁内生长，甚至侵至支气管外膜，但不侵及邻近的肺实质，二是无局部淋巴结转移。因此，不能仅根据活检材料来确定是否为早期肺癌，即使活检组织呈原位癌的表现。根据癌组织的生长特点，早期肺癌可分为 3 种类型。

（1）原位癌（图 4-10）：原位癌是根据活检诊断确定癌及其部位后，在行肺叶切除的标本上经全面仔细检查而最后定性的。仅小块支气管黏膜活检组织，不能确诊。①大体：支气管黏膜常无明显异常，有时仅见黏膜失去光泽，不甚光滑，或略显粗糙，有的呈细颗粒状。故取材时要根据活检部位对相应的支气管做连续横切数块，分别连续编号，全部包埋制片、观察，以免漏诊。②光镜：癌组织局限在支气管黏膜上皮内，达黏膜上皮的全层，表现为复层鳞状上皮细胞层次增多，排列紊乱，极向消失，细胞间桥常不明显。癌细胞大小不等，核圆形，可见角化不良细胞及核分裂象。支气管原位癌和其他部位如宫颈原位癌一样，也可累及腺体，或局部突破基底膜向下生长，即伴有早期浸润现象。

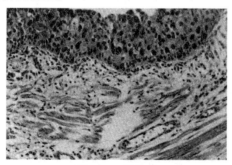

图 4-10　原位癌
气管支表面鳞状上皮全层不典型增生，核浆比例增大，极向紊乱

(2)腔内乳头状型(图4-11):支气管黏膜上皮癌变后,在原位癌的基础上进一步发展,鳞状细胞癌组织及其间质成分,主要向支气管腔内生长而成,可将其管腔部分或完全堵塞。①大体:在较大的支气管腔内,见癌组织呈灰白色、大小不等的乳头状结构或呈菜花状,充满管腔。②光镜:在支气管黏膜表面尚可见部分原位癌或早期浸润,但主要的癌组织从黏膜表面向支气管腔内突入,形成大小、形状不一的乳头状结构,其轴心为含血管的纤维组织。乳头表面的癌细胞异型明显,与原位癌相似,无坏死。腔内乳头状型癌组织亦可在局部向支气管壁内浸润生长,但不侵及肺实质。如果进一步发展,癌组织穿过支气管外膜,侵至周围肺实质,但仍以支气管腔内的癌组织占优势,则不能诊断为早期肺鳞癌——腔内乳头状型,可诊断为乳头状鳞癌。

(3)管壁浸润型(图4-12):伴有累及腺体或早期浸润的原位癌,可继续向支气管壁的深层浸润生长,亦可穿过支气管软骨环,直至外膜,但不侵至肺实质。同时亦向长轴方向浸润生长,甚至可达2~3 cm。①大体:突出的特点是受累支气管管壁明显增厚,管腔变狭窄。其周围肺组织无肿块形成。②光镜:鳞癌组织呈大小、形状不一的团块、小巢或条索,在支气管壁内浸润生长,其中尚可见残留的黏膜平滑肌及支气管壁腺体。有的癌组织可穿过支气管软骨环,向其外膜浸润生长,但不侵及肺实质。

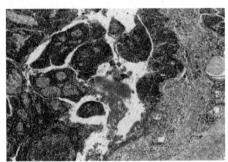

图4-11 早期肺鳞癌,腔内乳头状型
鳞癌组织在支气管腔内呈乳头状生长

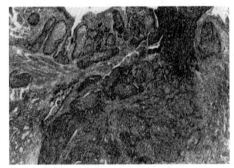

图4-12 早期肺鳞癌,管壁浸润型
鳞癌组织在支气管壁内呈局部性浸润

2.外周型

外周型早期肺癌,以鳞癌为多。大多由小支气管上皮癌变而来,远较中央型少见。其诊断标准是:癌结节的直径不超过2 cm,局部淋巴结无转移。细支气管肺泡癌一般位于胸膜下,有些病例如无间质浸润,也可依此标准诊断为早期BAC。

(1)大体:在肺外周部实质内,呈结节状,境界尚清楚,无包膜,边缘可稍不整齐。其大小直径为1~2 cm,切面呈灰白色,稍粗糙,无明显坏死。

(2)光镜:见鳞癌组织呈实性巢或不规则片块,在肺实质内浸润生长,间质为少量纤维组织,癌结节周围无包膜,但与肺组织分界清楚。癌细胞多呈中等分化,角化现象少见。在外周型癌结节旁,有时可见从小支气管上皮发生癌变的现象。如术前行放射治疗,则癌组织可出现退变、坏死及异物巨细胞反应(图4-13)。

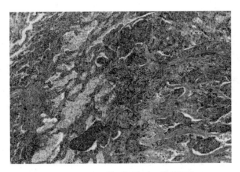

图 4-13　早期肺鳞癌,外周型

鳞癌组织呈巢,在肺实质内浸润生长,与肺组织分界清楚

三、中、晚期肺癌

一般情况下,根据光镜观察所见,即可确定肺癌的组织学类型,并不困难。但当癌组织分化特征不明显,光镜观察难以准确判断其组织学类型时,常需借助于免疫组化及电镜观察,明确诊断。肺癌的组织学类型按其分化表型特征,可分为以下 5 大类。

(一)来自支气管表面上皮的癌——具有腺、鳞分化的癌

此种癌具有腺、鳞分化特征,包括鳞癌、腺癌、腺鳞癌及其他呈腺、鳞分化表型的癌。

1.鳞状细胞癌

鳞状细胞癌是具有鳞状上皮分化特征的一种癌。它是肺癌中最多见的一种,约占肺癌的 40%,98%患者与吸烟有密切关系,且 80% 为男性。在 18% 的鳞癌组织发现有 HPV。鳞癌多为中央型,外周型远较中央型者少见。

(1)中央型鳞癌:发生在段支气管及次段大支气管,因其常累及大呼吸道,故脱落的癌细胞从痰液中较其他癌易于发现。肿瘤常较大,在 X 线胸片或 CT 上,多为肺门或其周围的肿块。

大体:从支气管内息肉样包块到肺实质巨大包块,大小、形态各异。肿块常呈灰白色或浅黄色,角化明显者则较干燥而呈片屑状,坏死、出血常见。1/3 病例见有空洞,并可发生继发性感染,或有脓肿形成。如间质有明显的纤维组织增生则质较硬。

光镜:诊断鳞癌的依据是癌组织有角化现象及细胞间桥存在。角化可为癌巢内形成角化珠,或为单个细胞的角化,即胞浆内有角蛋白形成,呈强嗜酸性。这两种表现是鳞癌的分化特征,也是判定鳞癌分化程度的依据。

免疫组化:诊断鳞癌一般不需要进行免疫组织化学,如果需要,鳞癌细胞对高分子量角蛋白CK5/6、34βE12、EMA 及包壳素呈阳性反应。

电镜:癌细胞间有桥粒连接,并可见张力微丝附着,有的癌细胞间可见丝状伪足;胞质内有张力微丝存在。癌细胞分化越好,桥粒与张力微丝数量越多,发育越好,反之,则数量少,且发育不充分。电镜观察,鳞癌中有约 49%伴有神经内分泌分化,即在鳞癌组织中见有少数含神经分泌颗粒的瘤细胞,与鳞癌细胞有桥粒相连接,或在同一个癌细胞内同时见有张力微丝束及神经分泌颗粒存在。这种鳞癌可称为鳞癌伴神经内分泌分化。

如癌组织有较广泛的分化特征,即角化明显,有癌珠形成,细胞间桥甚显著,则为分化好的;如癌组织中很少角化细胞,或仅见灶性不甚明显的细胞间桥,则为分化差的;居二者之间者

为中分化鳞癌(图 4-14～图 4-16)。

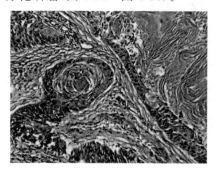

图 4-14　高分化鳞状细胞癌

癌细胞巢内角化显著

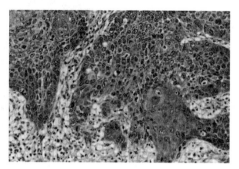

图 4-15　中分化鳞状细胞癌

癌细胞巢内见有局灶性角化癌细胞,胞浆红染

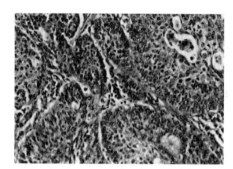

图 4-16　分化差的鳞状细胞癌

癌细胞巢内细胞角化不明显,仅见个别角化癌细胞

　　鳞状细胞癌常呈大小不等的癌细胞巢浸润生长,其周围间质可纤维组织增生,伴有急性或慢性炎细胞浸润。典型的癌巢越往中心细胞胞浆亦越丰富,角化及细胞间桥越明显,而外周细胞较小。其胞核多呈圆形、卵圆形,可深染,有时核仁明显,核膜染色质浓集。角化细胞的核形奇异、浓染而失去其结构。在角化碎片间常见急性炎症及异物巨细胞反应。在癌细胞巢中心常见有空腔。有些鳞癌细胞可呈嗜酸性细胞样,是与其在超微结构上有丰富的线粒体有关。有些分化差的鳞癌,癌细胞可显示明显的黏着不良,可伴有多量炎细胞浸润。有的癌组织即使呈鳞状细胞样,但如缺乏上述分化特征,则不能诊断为鳞癌。如癌细胞较大,可诊断为大细胞癌。在典型鳞癌中,有时见有稀少的黏液空泡,不能将其视为腺癌的成分。如要诊断为腺鳞癌,腺体成分应超过 10% 以上。

　　(2)外周型鳞癌:发生自肺外周部的小支气管,甚至位于胸膜下。癌组织在肺实质内呈结节状。其组织形态特征不同于中央型鳞癌。

　　光镜:癌组在肺实质内浸润生长,而不损害气道,故在癌细胞巢中或其间常见残存的肺泡,肺泡上皮呈立方状,呈腺泡样结构(注意不要把此种现象误为腺鳞癌),有的癌组织也可从间质侵入肺泡腔内生长,可见鳞癌细胞巢几乎被肺泡上皮完全包绕的现象,十分少见(图 4-17)。

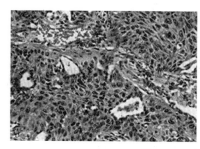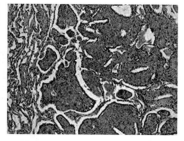

图 4-17　外周型鳞癌

A.癌巢内可见残留的肺泡上皮。B.鳞癌组织肺泡腔内生长,增生的肺泡上皮将其包绕

（3）鳞癌的变异型,有以下几种。

梭形细胞鳞癌(图 4-18):鳞癌组织有时可见梭形癌细胞,但完全由梭形鳞状细胞构成的癌较少见。此癌为鳞癌的一种特殊类型。①光镜:癌组织完全由梭形鳞状细胞构成,或由介于鳞状细胞和梭形细胞之间的过渡形细胞构成,或无明确的鳞癌分化特征,或可见不明显的角化细胞及细胞间桥,但癌组织与间质分界尚清楚。本质上它是一种分化差的鳞癌,电镜下梭形癌细胞具有鳞癌的分化特征。②免疫组化:梭形细胞 CK、EMA（＋）,vim、actin、desmin、CEA（－）。

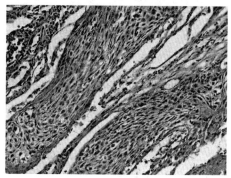

图 4-18　梭形细胞鳞癌

癌细胞呈梭形,可见细胞间桥及角化

透明细胞鳞癌(图 4-19):在鳞癌组织中,透明细胞灶并不少见。有很小比例的鳞癌,癌组织主要或全部由透明细胞构成,但也具有呈鳞癌分化特征的少量癌组织,可见二者相互移行形成癌细胞巢。鉴别诊断:此癌应注意与肺的透明细胞癌相鉴别,后者呈实性团块,分化差,透明细胞癌核的异型性较显著,且无鳞癌分化的特征。

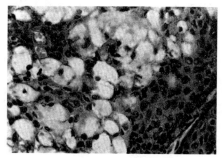

图 4-19　透明细胞鳞癌

癌组织由透明细胞和鳞状细胞共同构成

小细胞鳞癌:这是一种分化差的鳞癌,癌细胞较小,核浆比例增大,胞浆较少,但仍保持非小细胞癌的形态特征,核染色质呈粗颗粒状或泡状,有的癌细胞可见明显核仁。与小细胞癌的不同点是,癌细胞巢与其周围发育成熟的纤维性间质分界清楚,癌巢中心可见鳞状细胞分化灶,坏死不常见。鉴别诊断:在诊断为小细胞鳞癌之前,应排除复合性小细胞癌/鳞癌的可能,这是鳞癌与真正的小细胞癌的混合。小细胞鳞癌缺乏小细胞癌核的特征性,具有粗颗粒状或泡状染色质及较明显的核仁,细胞境界较清楚,并可见角化。免疫组化及电镜观察有助于把二者区分开来。复合性小细胞癌神经内分泌标记呈阳性,而小细胞鳞癌阴性;在超微结构上,复合性小细胞癌既可见神经分泌颗粒,又可见含有张力微丝束的鳞癌细胞。而小细胞鳞癌的超微结构与一般鳞癌者类似,细胞内仅见张力微丝,而无神经内分泌颗粒。

基底样鳞癌(图4-20):此型鳞癌的特点是癌组织具有基底样癌的特征,即癌细胞巢周边的细胞呈明显的栅栏状排列,胞质较少,核深染,而位于癌巢中心的细胞则具有较丰富的胞质,并有明显的角化现象。

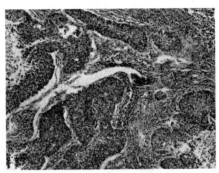

图 4-20　基底样鳞癌

大小不等的癌巢由中心部鳞状细胞及周边基底样细胞构成

2.基底细胞癌

此癌亦名基底样癌,较少见,多为中央型。

(1)中央型(图4-21):发生在大支气管,在支气管腔内呈外生性生长,堵塞管腔,并向管壁外浸润生长。①光镜:癌细胞较小,呈立方状或梭形,呈实性分叶状或相互吻合的小梁状;核染色质中等,核仁不明显,核分裂象多见;癌巢中心可见凝固性坏死,其周边部癌细胞呈栅状排列,十分明显。②免疫组化:AE1/AE3、CK％/CK6 大多数阳性,CEA、CK7、TTF-1 亦有少数阳性表达者。

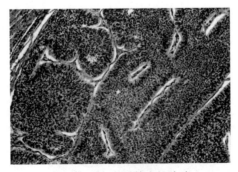

图 4-21　中央型基底细胞癌

癌细胞呈基底细胞样,癌巢周边部细胞呈栅栏状

(2)外周型:更为罕见,癌组织在肺实质内浸润性生长,呈结节状,分界清楚。①光镜:清楚地看到小支气管上皮下基底细胞增生、癌变现象。癌组织形态除具有基底细胞癌的特征呈相互吻合的不规则片块、小梁状外,癌巢周边部细胞亦呈栅栏状排列。此外,尚见与外周型鳞癌的相似之处,即在基底细胞癌巢内,亦见有许多残存的肺泡,肺泡上皮呈立方状或扁平,清楚可见,有的腔内尚可见尘埃细胞。②免疫组化:癌细胞的免疫表型与支气管上皮的基底细胞类似,对低分子量角蛋白大多呈阳性表达,而对高分子量角蛋白亦可呈阳性反应。③电镜:癌细胞间有小桥粒连接,并附有短的张力微丝,胞质内张力微丝不常见。

3.腺癌

腺癌约占肺癌的 20%,在女性较男性多见。它的发生与吸烟亦有关,但较其他类型的肺癌为少。大多发生在肺外周部,它是外周型肺癌中最多见的类型,约占外周型癌的 60%。大多数腺癌在手术切除时已累及脏层胸膜。有时小的隐匿性腺癌可伴有广泛转移,或累及胸膜形成巨块。腺癌亦可为中央型,或甚至位于支气管内。①大体:腺癌常位于胸膜下,为境界清楚的包块,其上的胸膜常纤维化增厚或呈皱纹状。腺癌的大小悬殊,可从小至 1 cm 到大至占据一整叶。切面呈灰白色,有时呈分叶状,中央常有瘢痕形成,并有炭末沉着,可称之为"瘢痕癌"。坏死、出血常见。如癌组织有大量黏液分泌,则质软呈黏液样。如间质纤维组织增生明显则质较硬。肺腺癌如邻近胸膜,可侵及胸膜并可广泛种植,致胸膜明显增厚,而类似恶性间皮瘤,可称为假间皮瘤性癌。②光镜:诊断腺癌的依据是癌组织有腺样分化的特征,表现为癌细胞形成分化成熟的管状、腺泡状,或有柱状细胞内衬的乳头状结构,或有黏液分泌。腺癌分化好者,上述分化特征明显。分化差者,上述分化特征不明显,多出现实性区,可见细胞内黏液,或仅见小灶性腺样结构,腺癌的间质常有明显的促纤维形成反应,纤维母细胞增生显著。瘢痕癌时,间质纤维化更为明显,有大片瘢痕形成。有的腺癌间质中可有大量淋巴细胞浸润。

根据腺癌的细胞、组织结构特征,可分为以下 6 种亚型。

(1)腺泡性腺癌(图 4-22):在腺癌中最常见,占 40%。共同的特点是癌组织呈腺泡状或小管状。根据癌组织的分化程度,可分为 3 级,与其预后相关。

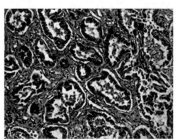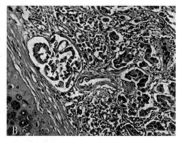

图 4-22　腺泡性腺癌

A.分化好的腺泡性腺癌:大小不一的腺管状癌组织,由立方状上皮细胞构成。B.分化差的腺泡性腺癌:癌组织由立方状上皮构成,大部分为实性巢,仅见少数呈腺管状

光镜:癌组织分化好者由大小不等的腺泡状或小管状结构构成,其上皮细胞常为立方状或柱状细胞,有的可产生黏液,胞核圆形或卵圆形,大小较一致,可见小核仁及分裂象,胞浆中等。腺管腔内有的可见蛋白性分泌物。腺管之间有多少不等的纤维性间质,其中有少量淋巴细胞浸润。

中分化者部分呈腺管状,核呈中度异型性,排列不整齐,多有明显核仁。有的腺管上皮细胞增多呈复层,或有的几乎呈实性巢,仅见一个或多个小腔,间质纤细,富于血管。有的间质中可见大量淋巴细胞和浆细胞浸润。分化差者主要由实性巢构成,其中可伴有含黏液的癌细胞,并可见少数或偶见腺泡状结构的癌组织。

(2)乳头状腺癌和伴微乳头结构的肺腺癌(MPPAC)。

乳头状腺癌:真正的乳头状腺癌少见,男性较女性多,平均年龄 64.5 岁,多为孤立结节,平均直径 4.1 cm,亦可多发。诊断时 45% 病例已有淋巴结转移。①光镜:癌组织主要由高柱状或立方状上皮细胞形成较大的乳头状腺管构成(图 4-23A),大小、形状极不等,可有或无黏液产生。突出的组织形态特征是含有纤维血管轴心的乳头,亦可再分支,乳头表面被覆的癌细胞异型性显著,胞核较大呈泡状,含有明显核仁。此癌的纤维性间质一般较少,其间常有淋巴细胞浸润,有的可见砂粒体。②鉴别诊断:需与乳头状型细支气管肺泡癌鉴别,后者保持肺泡基本结构,而非大的腺管,虽也有乳头状突起,但表面衬覆上皮为肺泡上皮,而非柱状或立方状腺上皮。免疫组化亦有助于鉴别诊断。

伴微乳头结构的肺腺癌:其组织学表现为无纤维血管轴心的微乳头簇漂浮在肺泡腔或密集的纤维间隙中,常见淋巴结转移,是一种独特类型的肺腺癌,且预后较差。光镜:组织形态学上表现为无纤维血管轴心的微乳头簇[微乳头(MPP)],漂浮在肺泡腔(图 4-23B)或小乳头密集在纤细的纤维间隙中(图 4-23C);另外一个变异型表现为无血管轴心小乳头漂浮在衬覆肿瘤细胞的腔内(图 4-23D)。单纯的浸润性微乳头癌很少见,常见与其他组织学类型的腺癌混合存在,可出现在几乎所有亚型的肺腺癌中。MPP 在肿瘤中所占比例从 1%～90% 不等,有研究按微乳头所占比例进行分组:无 MPP,局灶 MPP,中等量 MPP 以及广泛 MPP,各学者划分的比例不一致。

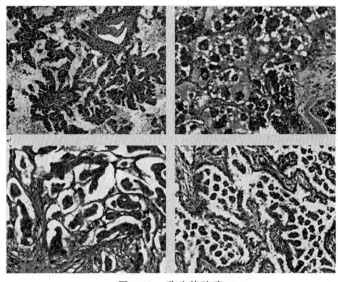

图 4-23　乳头状腺癌

A.癌组织由较大的腺管构成,有明显的乳头形成。B.微乳头型腺癌:无血管轴心的微乳头,漂浮在肺泡腔中(HE×20)。C.微乳头型腺癌:无血管轴心的微乳头密集,周围有组织收缩的纤维间隙(HE×20)。D.微乳头型腺癌:无血管轴心微乳头,漂浮在衬覆肿瘤细胞的腺腔内(HE×20)

诊断及鉴别诊断:①具有特征性的微乳头结构(经典型 MPP,即无纤维血管轴心的细胞簇漂浮在肺泡腔或密集在纤维间隙中),微乳头状结构需与乳头状腺癌中的真乳头鉴别,真乳头结构的定义为被覆单层或多层的腺上皮,中心为纤维血管组织的结构;而 MPP 表现为小的缺乏纤维血管轴心的微乳头簇,免疫组织化学染色显示 CD34/CD31 阴性。②变异型是指相似的微乳头漂浮在衬覆肿瘤细胞的腔内,类似细支气管肺泡癌。③因 MPP 易侵犯淋巴管或小静脉,常见淋巴结转移,故 MPP 在肿瘤中所占比例只要>5%就应在病理诊断中提出来。④MPP 可以出现在几乎所有肺腺癌亚型中。⑤免疫组织化学特点:肿瘤细胞巢团、微乳头表面(面向间质侧)EMA、E-cadherin、β-cate-nin呈阳性表达。此外,MPPAC 需与原发于乳腺、膀胱、卵巢或涎腺的浸润性微乳头状癌转移至肺相鉴别,原发于肺的 IMPCa 免疫组化染色显示 TTF-1(+),CK7(+),CK20(−);若 CK7(−),CK20(+),则支持结直肠来源的 IMPCa;若 CK7(+),CK20(+),则支持尿路上皮来源的 IMPCa;虽然 BRST-2 在乳腺及涎腺的 IMPCa 均为(+),但 ER、PR 几乎仅在乳腺中呈阳性表达;卵巢的 IMPCaWT-1(+)。

(3)黏液性(胶样)腺癌(图 4-24)。

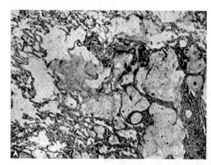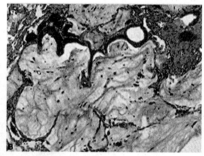

图 4-24 黏液性腺癌

A.癌组织由充满黏液的黏液湖及分化好的柱状上皮构成。B.同上放大,柱状黏液上皮核位于基底部

大体:肿瘤可见于胸膜下,呈分叶状结节,切面呈胶样,黄白色。

光镜:癌组织由极度扩大的肺泡腔隙构成,腔内充满大量黏液,形成黏液湖。分化好的柱状黏液性上皮衬附在增厚的纤维性肺泡壁上。黏液细胞也可形成大小、形状不等的腺样结构,腺管上皮细胞呈柱状,胞浆较透亮,核位于基底部,有的含有黏液。有的见分化良好的癌细胞漂浮在黏液池中。

免疫组化:除一般腺癌标记外,癌组织对 CDX-2 及 MUC2 呈阳性表达。

(4)印戒细胞腺癌(图 4-25):此癌多发生在大支气管,诊断时首先要排除转移性,特别是来自胃肠道的转移性印戒细胞腺癌。

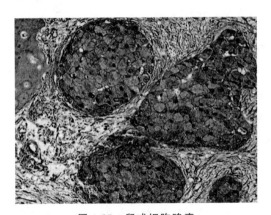

图 4-25 印戒细胞腺癌

支气管软骨旁的癌组织由富含黏液的印戒细胞形成实性团

光镜:癌组织呈实性团块状,由分化好、胞浆充满黏液的印戒细胞构成,常在支气管软骨附近的间质浸润。根据免疫表型,此癌可分为肠型及肺型印戒细胞腺癌 2 类,需借助免疫组化来区分,肠型印戒细胞腺癌较常见,而肺型较少见。

免疫组化:肠型印戒细胞腺癌,CK20、CDX-2、MUC2 呈阳性表达,预后好;而肺型上述 3 种抗体均为(一),则表达 TTF-1 及 CK7,预后差。

(5)实性黏液细胞腺癌(图 4-26)。

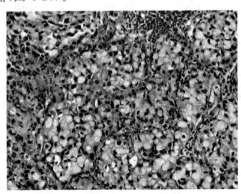

图 4-26 实性黏液细胞腺癌

癌组织由不同分化程度的黏液细胞形成大的实性团,间质较少

光镜:癌组织由分化不等的黏液细胞构成,形成较大的实性团块或癌巢,很少或几乎不形成腺管,间质为中等量纤维组织,将其分隔,与肺组织分界清楚。癌细胞分化好者呈印戒状,核较小偏位,胞浆内充满黏液,呈半透明状,PAS 染色呈强阳性;分化较差者,细胞较小,核居中央,胞浆内含有黏液不明显;分化中等者,细胞中等大小,核居中或稍偏位。这些癌细胞相互过渡,无明显分界。核分裂象不多见。

电镜:癌细胞胞核奇形,呈蟹足状,胞质内细胞器少,含有大量不同发育阶段的黏液颗粒。成熟的黏液颗粒,大小不等,中等电子密度,可有或无膜包绕。小颗粒可融合为大颗粒。有时可见黏液颗粒从胞质内穿过细胞膜向细胞外排出的现象。

(6)透明细胞腺癌(图 4-27):肺的透明细胞腺癌极罕见,诊断时须除外转移性肾透明细胞癌的可能。

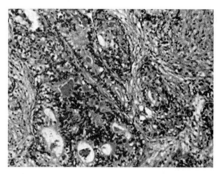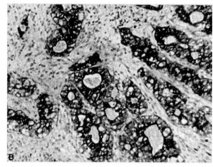

图 4-27　透明细胞腺癌

A.癌组织由低柱状透明细胞形成的腺管状结构组成,腔内充有红染的分泌物。B.癌组织 CK18(+)

光镜:癌组织位于肺实质,几乎全由立方状、低柱状透明细胞构成,有明确的腺管形成,腔内充满红染的分泌物;癌细胞核圆形,大小一致,位于基底部,胞浆透明,可见核分裂象。间质较少。

免疫组化:癌组织 CK18(+)、CK7 部分(+)、CK5(-)、NSE(-)。

(7)分泌性腺癌:分泌性腺癌较少见,WHO肺癌分类中尚无此型腺癌,癌组织的主要成分与分泌性乳腺癌相似。

光镜:在呈腺样结构或实性巢的癌组织中,许多癌细胞的胞浆内见有大小不等呈嗜酸性的分泌小球,呈圆形均质状,亦可位于细胞外。PAS 染色,分泌小球呈强阳性。

免疫组化:癌细胞 CEA 呈阳性,而分泌小球呈阴性。

电镜:癌细胞内的分泌小球位于细胞间或细胞内微腔内,呈均质状。微腔表面见有微绒毛。

(8)混合性腺癌:除可见单纯的上述各种类型的腺癌外,由上述各型腺癌中的任何两种或两种以上的成分构成者亦较为常见,按单一的组织形态类型诊断较困难。如腺癌以某一种组织结构为主,占其肿瘤组织成分的 70%~80% 以上时,则以占主要成分的癌组织来命名;如果几种结构的癌组织之间难以区分主次,即可诊断为混合性腺癌,并按所占比例依次注明包括的各种腺癌成分。如混合性腺癌,包括乳头状腺癌及印戒细胞腺癌。

免疫组化:对腺癌的诊断,一般无须进行免疫组化染色,因在光镜下基本上都能做出明确诊断。除非在某些情况下,如鉴别原发性和转移性腺癌,原发性肺腺癌和恶性间皮瘤。肺腺癌对 CK7、AE1/AE3、EMA、35βH11、HMFG-2、CEA、Leu-M$_1$ 及分泌成分呈阳性反应;甲状腺转录因子 TTF-1、E-cadherin 亦可阳性,有的可共同表达角蛋白及波形蛋白,对鉴别诊断有一定价值。

转移性腺癌可表达器官特异性标记,如甲状球蛋白(TG)、前列腺特异性抗原(PSA)、前列腺酸性磷酸酶(PAP)及绒毛素,对鉴别转移性甲状腺癌、前列腺癌及胃肠道腺癌有一定帮助。恶性间皮瘤新近也有一些间皮相关抗原问世,如 MS-2761、AMAD-2、thrombomodulin、calretinin 及 N-cadherin 等,在恶性上皮型间皮瘤呈阳性反应,有助于鉴别诊断。

电镜:观察腺癌的主要特征见癌细胞间及细胞内有微腔形成,其表面有微绒毛;癌细胞胞质内见黏液颗粒,为低电子密度、不透明或呈絮状的黏液物质,被一层清楚的膜包绕;不少腺癌具有 Clara 细胞的分化特征,即在癌细胞胞质内含有嗜锇性致密颗粒。腺癌细胞间可见连接复合体,也可有桥粒连接,但较鳞癌少。分化差的腺癌,要识别上述各种特征较困难,应注意识别其中间型细胞。少数腺癌亦可伴有神经内分泌分化,即在少数癌细胞胞质内,尚可见神经分泌颗粒。

4.腺鳞癌

见图 4-28。腺鳞癌是指在同一个肿瘤内有明确的腺癌和鳞癌两种成分并存,其中的一种成分最少要占整个肿瘤的 10%。故腺鳞癌的诊断应建立在对手术切除标本进行全面检查的基础上。如果在鳞癌组织中偶见含有产生黏液的细胞巢或在腺癌组织中含有小的鳞状分化灶,均不能诊断为腺鳞癌,则应按其主要成分来命名。光镜下诊断的腺鳞癌并不多见,约占肺癌的 2%,大多数患者有吸烟史。

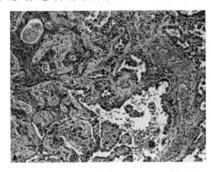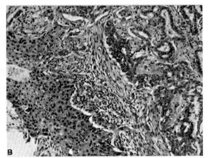

图 4-28 腺鳞癌

A.癌组织包含腺癌及鳞癌两种成分,左上为鳞癌,右为腺癌。

B.癌组织包含两种成分,左为鳞癌,右为腺癌

(1)大体:腺鳞癌大多位于外周部,且常伴有瘢痕形成。

(2)光镜:腺鳞癌含有明确的腺癌及鳞癌两种成分,二者的比例各异,或一种占优势,或二者比例相等。其组织形态特征如在鳞癌及腺癌中所述,二者均可表现为分化好的、中分化的和分化差的,但两种成分的分化程度并非一致,而是相互组合。两种成分可相互分开而无联系,或相互混杂在一起。此外,有的尚可见大细胞癌的成分,间质如同鳞癌或腺癌,可有炎细胞浸润。腺鳞癌的间质中可见细胞外嗜酸性物质沉着,类似淀粉样物质。电镜观察显示,此物质不是淀粉样物质,而具有基底膜样物质及胶原的特征。

(3)电镜:观察发现,肺的腺鳞癌特别是在分化差的癌中远比光镜诊断者为多,可达近 20%。电镜下,发现癌细胞具有分别向腺癌或鳞癌分化的超微结构特征,也可在同一个癌细胞内见有两种分化特征。

(4)免疫组化:与鳞癌和腺癌两种成分表达者相同。

(5)鉴别诊断:包括鳞癌、腺癌伴有上皮鳞化及高度恶性分化差的黏液表皮样癌。主要是后者与具有分化差成分的腺鳞癌的鉴别。黏液表皮样癌发生在近侧大支气管内,呈外生性,突入腔内,由表皮样细胞及黏液细胞杂乱混合构成,呈不规则片块,或有腔隙形成,杯状细胞通常散布在细胞巢内,而不形成腺管,亦无单个细胞的角化及鳞状细胞珠形成。而腺鳞癌多位于外

周部,可见角化或细胞间桥。

5.大细胞癌

见图 4-29。

大细胞癌亦可称为大细胞未分化癌,它是一种由具有大核、核仁明显、胞浆丰富、境界清楚的大细胞构成的癌。它不具有鳞癌、腺癌或小细胞癌的任何形态学特征,即光镜下癌细胞大,未见有任何特异性分化特征时,可诊断为大细胞癌。

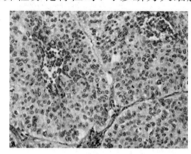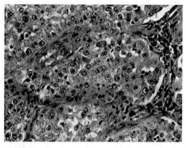

图 4-29　大细胞癌

A.癌组织呈大小不一的实性巢,间质稀少。B.癌组织呈实性巢,癌细胞大,核仁显著

(1)临床表现:它占肺癌的 10%～20%,大约 50% 发生在大支气管。几乎所有患者均为吸烟者,平均年龄近 60 岁。影像学上大细胞癌可为中央型或外周型。

(2)大体:肿瘤通常较大,直径一般＞3 cm,坏死广泛且常见。可侵及胸膜及其邻近的组织。

(3)光镜:癌组织常呈紧密分布的实性团或片块,或弥漫分布呈大片,无腺、鳞分化特征。癌细胞较大,胞浆中等或丰富、淡染,或呈颗粒状,或略透亮;核呈圆形、卵圆形或不规则形,有的呈多形性,染色质呈泡状或细颗粒状,核分裂象易见。有的可出现局灶性巨细胞,其胞核可比静止期淋巴细胞大 3～4 倍。大细胞癌组织坏死常见,且较广泛,而间质较少。有的大细胞癌可能见少数黏液阳性的细胞。如经黏液染色并淀粉酶消化后,见有丰富的产生黏液的细胞,则应诊断为实性腺癌伴黏液形成。

(4)免疫组化:AE1/AE3 几乎全部阳性,EMA70% 阳性,35βH11 近 70% 阳性。部分病例亦可表达 EMA、CEA、CK7 及 vim。

(5)免疫组化及电镜观察:大细胞癌的分化表型并无特征性,大多表现为腺分化,也可为鳞分化。有少数大细胞癌具有腺、鳞、神经内分泌三相分化表型。如有的表现为神经内分泌分化占优势,可称为大细胞神经内分泌癌,将其归入神经内分泌癌。故从分化表型上看,大细胞癌在一定意义上是一种混杂类型;在另一种意义上,它是一种暂时的类型。

6.淋巴上皮瘤样癌

见图 4-30。此癌在多方面与发生在鼻咽部的淋巴上皮癌相同,在肺较罕见,在远东地区较多见。肿瘤多位于肺实质内。在癌组织的石蜡切片上,用原位杂交技术检测 EBER,癌细胞显示强的核信号,提示 EBV 在此型肺癌的发病中可能起作用。

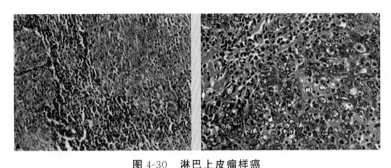

图 4-30　淋巴上皮瘤样癌

A.癌巢内及间质中有多量淋巴细胞浸润。B.癌细胞核呈泡状,核仁明显

(1)光镜:癌的组织形态与鼻咽部淋巴上皮癌完全相同。癌细胞大,胞浆中等量,核呈泡状,核仁十分明显,形成大小不等的片块或呈巢。这些未分化的癌细胞巢无腺、鳞分化特征,被有多量淋巴细胞、浆细胞浸润的纤维性间质包绕,癌巢内亦有淋巴细胞浸润。

(2)免疫组化:AE1/AE3、高分子量角蛋白大部阳性表达,低分子量角蛋白、CK7、EMA、vim 少部分阳性,NSE、CgA、Syn 少数细胞呈阳性表达。

（二）来自细支气管肺泡上皮的癌——细支气管肺泡癌

在我国,细支气管肺泡癌(BAC)占肺癌的比例较国外为高,约占肺癌的 20%。男性为多,发病高峰年龄在 40～60 岁。现已确定,BAC 是一种异源性肿瘤,它可发生自细支气管的Clara 细胞、Ⅱ型肺泡上皮细胞及化生的黏液细胞。在临床、病理表现上,它具有与一般腺癌不同的特征,故把它从一般腺癌中分出来,成为肺癌中能独立存在的一大类型。50% 以上的患者为无症状的外周部孤立结节,常因其他原因进行胸部影像检查时偶然发现。有些孤立结节型BAC 生长缓慢,经数年而无播散;但也由最初为孤立结节,可迅速发展出现卫星转移灶,进而播散至双侧肺者。少数病例在影像学上呈大叶性实变。弥漫型 BAC 是唯一可引起患者进行性呼吸困难的肺癌。

1.BAC 的大体形态

(1)孤立结节型:均在肺的外周部,位于肺膜下,为直径 0.7～4.5 cm 的孤立结节,呈圆形或略分叶状,呈灰白色,一般无出血、坏死;有的肿瘤中央可发生纤维化,形成瘢痕,并有炭末沉着,可致肺膜表面呈肚脐样凹陷。

(2)多发结型型:瘤组织形成多数大小不等的结节,散布于肺的一叶或多叶,甚至双侧肺。

(3)弥漫型:瘤组织常累及整叶或多叶肺脏,使肺实质实变,犹如大叶性肺炎。黏液细胞性BAC 的切面呈胶样半透明状,有黏液样物质产生,且瘤体较非黏液细胞性 BAC 大且更多灶,也是导致弥漫型 BAC 的常见原因。

2.BAC 的基本组织形态

(1)肿瘤细胞大多在原有的肺泡壁上生长,故瘤组织基本保持原有肺泡结构,可称为肺泡型;少数呈乳头状结构,突入肺泡腔内,可称为乳头状型。

(2)瘤细胞大多分化好,呈单层立方状或柱状,大小、形状一致,如钉突状或灯泡样挂在肺泡表面;分化差者少见,瘤细胞可呈复层,或具有多形性,大小、形状不等,排列较零乱,核分裂象可见。

（3）肿瘤性肺泡的间质通常无促纤维形成反应,故肺泡壁一般不增厚,或仅有轻微增厚,常伴有淋巴细胞浸润,这与一般的腺癌完全不同。

（4）常见细支气管上皮部分正常、部分癌变或被癌细胞代替现象。

（5）在邻近癌组织旁的肺实质内,可见卫星癌结节。在BAC组织中可见单个瘤细胞、呈腺泡状或乳头状的瘤细胞游离存在,这可能与肿瘤沿气道播散有关。

（6）有的癌细胞可见核内包涵体,为均质红染的圆形小体。PAS染色包涵体呈阳性,Machiavellos染色呈鲜红色。

（7）在非黏液性BAC中,有时在肺泡腔内可见砂粒体、多核巨细胞或瘤巨细胞。

（8）瘤组织易侵及胸膜。

3.BAC的组织学类型

根据光镜、免疫组化及电镜观察,BAC依细胞分化特征,可分为4种亚型。

（1）Clara细胞型（图4-31）:此型是最常见的BAC,约占非黏液细胞型的90%。①光镜:在光镜下要准确识别Clara细胞或Ⅱ型肺泡细胞是困难的。Clara细胞分化好者,瘤组织大多呈肺泡结构,少数可呈乳头状,并有二级或三级分支。瘤细胞衬覆于肺泡或乳头表面,呈柱状或钉突状,其顶端突出,胞浆多呈嗜酸性,核位于细胞基底部或顶端,呈圆形或卵圆形,大小一致,排列较整齐。有的病例瘤细胞可出现不同程度的异型性,核及核仁增大,排列不整,可见核分裂象。PAS染色,在细胞浆顶端及胞浆内可见阳性颗粒。②免疫组化:诊断BAC一般不需要做免疫组化,Clara细胞分化者,可染Clara细胞抗原。另外,α_1-AT及CEA染色,癌细胞胞浆均呈阳性反应。③电镜:瘤细胞表面有少量微绒毛,胞浆顶端突入肺泡腔,其中有单位膜包绕的致密颗粒散在,直径600~1500 nm,其中央为一均质的电子致密核心。

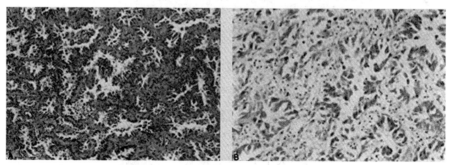

图4-31　细支气管肺泡癌,Clara细胞型

A.癌组织呈肺泡型,癌细胞呈柱状或钉突状。B.同上病例,免疫组化染色:癌细胞 α_1-AT 阳性

（2）Ⅱ型肺泡细胞型（图4-32）:此型BAC较少,不及非黏液细胞型的10%。①光镜:瘤组织结构与Clara细胞型基本相同,瘤细胞呈立方状或圆顶形,胞浆呈细小空泡状或明显的泡沫状,胞核多位于细胞顶端,核内包涵体较常见。PAS染色瘤细胞胞浆内见有PAS阳性颗粒。②免疫组化:瘤细胞对表面活性物质阿浦蛋白（SAP）SSIgG、SPA/B及Ⅱ型肺泡细胞抗体呈阳性反应。KP16D蛋白呈阳性反应。③电镜:瘤细胞表面有发达而整齐的微绒毛,胞浆内见有较多的不同发育阶段的板层小体,可见分泌颗粒、多泡小体及发育成熟的嗜锇性呈分层状的板层小体。核内包涵体由直径为40 nm的分支状微管构成,具有特征性。

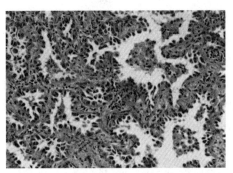

图 4-32 细支气管肺泡癌,Ⅱ型肺泡细胞型

癌组织呈肺泡型,癌细胞呈圆顶状,核位于细胞顶端

(3)黏液细胞型(图 4-33)。①光镜:瘤组织基本上保持肺泡结构,瘤细胞衬覆于肺泡表面生长,毫不破坏肺泡间隔。一般为分化好的高柱状黏液细胞或杯状细胞,胞浆内充有多少不等的黏液,呈透明或泡沫状;胞核大小、形状一致,可见核沟,位于基底部,分裂象罕见。也可有瘤细胞核具有较大程度异型性的黏液细胞型 BAC。有时在正常肺泡内仅见少数几个黏液细胞,成排或如出芽状衬于肺泡表面。癌细胞不侵及间质。肺泡腔内常充满大量黏液,甚至在离癌细胞巢有相当距离的肺泡内亦有丰富黏液,其中常见有吞噬黏液的巨噬细胞及少数中性粒细胞。PAS 及 Alcian 蓝染色,瘤细胞均呈强阳性。在经皮肺穿的小活检组织中,如黏液性瘤细胞沿肺泡间隔生长,与肺泡上皮突然分界,即使细胞分化很好,未见细胞学的异型性及核分裂象,也有助于做出黏液细胞型 BAC 的诊断。②电镜:瘤细胞胞浆顶端可见多量大小不一的圆形、卵圆形黏液颗粒,直径 200～1200 nm,为低电子密度的凝絮状物质。

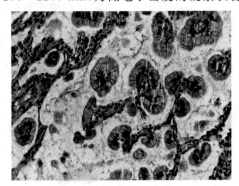

图 4-33 细支气管肺泡癌,黏液细胞型

分化好的黏液性癌细胞,似出芽状衬覆在肺泡表面,肺泡腔内充满黏液

(4)混合细胞型:此型 BAC 非常少见。瘤组织沿肺泡壁生长,瘤细胞含有上述 3 型中的任何两种细胞成分(即非黏液细胞及黏液细胞),即为混合型。

4.BAC 的变异型

某些 BAC 病例,不同于常见 BAC 的组织形态,其组织形态特殊。这些病例均经多项免疫组化(CK7、TTF-1、SPA/B、CEA 等)及特殊染色证实,癌细胞均在肺泡腔内生长,主要为Ⅱ型肺泡细胞,表明为Ⅱ型细胞型 BAC 的变异类型。

(1)透明细胞型 BAC(图 4-34):癌组织保持肺泡结构,除见少量非黏液性 BAC 的组织结

构外,主要是附在肺泡壁的癌细胞胞浆透明为其特点,免疫组化癌组织 SPB 呈阳性,TTF-1
(＋)。

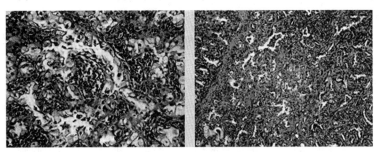

图 4-34　**细支气管肺泡癌,透明细胞型**
A.BAC 癌细胞的胞浆呈透明状。B.癌组织 SPB 呈阳性

(2)实性型 BAC(图 4-35):少部分癌组织保持肺泡结构,呈典型的 BAC,并见细支气管部
分上皮癌变现象;绝大部分癌组织在肺泡内呈实性结构,并向周围肺组织扩展。免疫组化
CD34 及 SMA 清楚显示肺泡结构,肺泡内实性癌组织 TTF-1 呈阳性、SPB 呈阳性,证实为Ⅱ
型肺泡细胞,可认为是一种罕见的实性型 BAC。

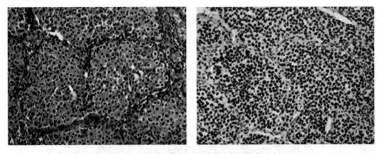

图 4-35　**细支气管肺泡癌,实性型**
A.癌组织在肺泡腔内呈实性结构。B.免疫组化 TTF-1 阳性

(3)脱屑型 BAC:癌组织亦保持肺泡结构,但由Ⅱ型肺泡上皮构成的癌细胞。①大体:癌
细胞从肺泡壁脱落至肺泡腔内,充满肺泡,犹如脱屑性肺炎;癌细胞有一定异型性,胞核圆形,
核浆比例增大,其间见散在的巨噬细胞。②免疫组化:SMA 显示正常的肺泡轮廓,肺泡腔内的
瘤细胞 CK(＋)、TTF-1(＋)、SPB(＋)、CD68(－)、巨噬细胞 CD68(＋)。

(4)腺泡型 BAC:腺泡型 BAC 十分罕见,切面实性呈黏液感。①组织形态:形态基本相
同,均保持正常肺泡结构,肺泡腔内充满黏液;主要由黏液细胞和非黏液细胞混合构成大小稍
不等的腺泡状癌组织,游离在肺泡腔内,癌细胞分化好,核分裂象罕见,亦见细支气管部分上皮
正常,部分被腺泡状癌组织取代;PAS 染色黏液性癌细胞及肺泡腔内黏液均呈强阳性。②免
疫组化:肺泡腔内的腺泡状瘤组织 CK7 呈(＋)、TTF-1(＋)、SPB(＋)。3 例癌细胞 Ki-67 阳
性率均甚低<5%。

(5)硬化型 BAC:有极少数 BAC 病例。①大体:间质纤维组织显著增生,淋巴细胞胞浸
润,致肺泡壁明显增厚,或伴有透明变性,甚至形成瘢痕组织,可称为硬化型 BAC。②免疫组
化:BAC 上皮细胞 TTF-1(＋)。

（三）来自神经内分泌细胞的癌——神经内分泌癌

由神经内分泌细胞发生的恶性肿瘤,统称为神经内分泌癌(NEC)。根据瘤细胞分化程度及细胞形态,现已确定神经内分泌癌至少有 5 种类型。其共同的特征是:①瘤组织无论分化程度如何,均有相对特征性的组织结构。分化好和中分化的瘤组织,常呈器官样结构,可见菊形团或菊形团样结构。②瘤细胞对神经内分泌标记 NSE、CgA、Syn、CD56、S-100、Leu-7 等及多种激素可呈阳性表达。③电镜下,瘤细胞内可见多少不等的神经分泌颗粒(NSG)。

在 10%～20% 的非小细胞肺癌(NSCLC)中,虽然在光镜下形态学上不显示神经内分泌分化特征,但经免疫组化及电镜观察证实,部分瘤细胞具有神经内分泌分化特征。这可称为非小细胞癌伴神经内分泌分化(NSCC-NE),不能归入神经内分泌癌。非小细胞肺癌伴神经内分泌标记的表达,可能提示是一种不利于预后的因素。

现将 5 种神经内分泌癌的组织形态特征简述如下。

1.类癌

类癌亦称典型类癌(TC),来源于支气管黏膜上皮及黏膜下腺体中的神经内分泌细胞。占原发肺肿瘤的 1%～2%。此癌可看作分化好的、低度恶性神经内分泌癌。

临床表现:患者就诊时大多无症状,9% 的患者在外科手术或尸检时偶然发现。肺部症状依肿瘤发生的部位而异,中央型类癌可致阻塞性肺炎、咯血,在 X 线胸片上偶然发现的外周型类癌可无症状。患者无性别差别,平均年龄55 岁,也是儿童及青春期常见的肿瘤。部分患者可伴有类癌综合征、库欣综合征等。

根据肿瘤部位及镜下形态特点,可分为 3 型,如下。

(1)中央型类癌(图 4-36):最常见,占 60%～80%,多见于成人。

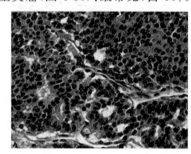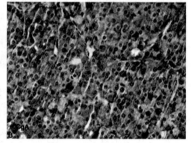

图 4-36　中央型类癌

A.癌组织弥漫成片,瘤细胞大小、形态一致。B.同上例,免疫组化染色,癌组织 CgA 呈阳性。

大体:因肿瘤多在支气管内生长,多呈光滑、圆凸的息肉状肿块,突入大支气管腔内,平均直径3.1 cm(0.5～10 cm);有的可侵至软骨板外及周围肺实质。若肿瘤内有化生骨形成则较硬或有沙砾感。肿瘤远侧的肺实质可见阻塞性肺炎的改变。

光镜:典型类癌的诊断并无困难,癌细胞中等大小,大小与形状十分一致,并呈器官样结构为其显著特征。胞核圆形或卵圆形,位于中央,染色质细而分布均匀,核仁不明显,分裂象罕见或无;胞浆量中等,呈透明或微嗜酸细颗粒状。癌细胞通常排列成实性片块、条索、小梁状、带状、栅栏状,亦可见小的腺样或菊形团样结构及真假乳头。这些组织形态常为局灶性,大多数肿瘤具有一种以上的组织形态,常混合存在。间质富于毛细血管,可见明显透明变性,偶见钙化、骨化及淀粉样物质沉着。一般无坏死。有时可见血管侵袭现象,但并非转移的可靠指标。瘤组织可呈弥漫性浸润形态,应除外甲状腺髓样癌转移的可能,因其在形态上类似多灶性类癌。肿瘤细胞黏液染色通常呈阳性(腺腔可呈灶状阳性)。

免疫组化:类癌对 CK、5-HT、NSE、CgA、Leu7、Syn 及 NF 等具有不恒定的反应性,其中 NSE、CgA、Syn 阳性有助于与其他类型肺癌鉴别。有一种新的标记物 MAP-2 对肺的类癌及小细胞癌是敏感的、特异的,阳性率分别为 100% 和 98%。此外,一些肽类激素如生长抑素、蛙皮素、GRP、胃泌素、P 物质、胰多肽、VIP、ACTH 及降钙素等可在有些类癌中表达。如果类癌 CEA 表达阳性,提示其具有较强的侵袭性,易发生淋巴结转移。中央型类癌 TTF-1(一)。

电镜:类癌细胞的细胞器发达,内含较多神经内分泌颗粒,其直径为 50～500 nm 不等,并可见微丝、微管,偶见纤维性包涵体。细胞基底部可见完整的基膜,有的细胞表面可见微绒毛。印戒细胞类癌电镜下可见数量不等的黏液颗粒及神经内分泌颗粒。

(2)外周型类癌(图 4-37):发生自细支气管上皮内的神经内分泌细胞,故多位于肺外周胸膜下肺实质内,呈多个结节,平均直径 2.4 cm(0.5～6 cm),约 1/3 病例可在肺内呈弥漫性浸润而呈多灶性小结节。

大体:肿瘤结节无包膜,质地均一,呈灰白色至黄褐色,平均直径 2.4 cm(0.5～6 cm),有些病例可见出血灶。

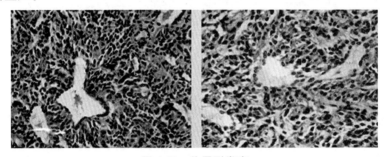

图 4-37 外周型类癌

A.在肺泡间见癌组织排列无序,癌细胞呈卵圆形及梭形,环绕小血管分布。

B.癌组织 Syn 呈阳性表达

光镜:癌细胞呈梭形或卵圆形,排列无规律,纵横交织,且细胞有一定程度的多形性,可见核分裂象。肿瘤的主间质分界清楚,有时见淀粉样物质沉着及黑色素,不要误为转移性黑色素瘤。

鉴别诊断:免疫组化及电镜观察可将其与转移性黑色素瘤鉴别开来。外周型类癌除一般神经内分泌标记 Syn、CgA、CD56 等可阳性外,亦可显示 TTF-1(＋)、降钙素(＋),而黑色素瘤 S-100 蛋白(＋),降钙素(一)。

(3)微瘤型类癌:亦称为微瘤,是由小细支气管的神经内分泌细胞局灶性增生所致,极少见。其发生常与慢性肺病,特别是支气管扩张或间质纤维化有关。临床上常无症状而是在外科或尸检标本上偶然发现。多见于中老年女性,儿童少见。在影像学上偶尔表现为钱币样病变。

大体:常在肺外周、胸膜下或靠近细支气管处见有灰褐色小结节,一般不超过 4 mm,如直径>0.5 cm可认为是类癌。约1/3的病例伴有纤维化肺疾病或炎性病变,故在大体标本上难以察见,需仔细检查大体标本能发现。

光镜:特征性的结构是在相对正常或间质性纤维化的肺实质内,形成被纤维组织包绕的小巢,边界不清,或突入肺泡腔内,呈浸润性表现;少数可在细支气管腔内生长呈息肉样,或在肺实质内呈多灶性者。瘤细胞形态均一,呈圆或卵圆形,亦可呈梭形,胞浆中等、嗜酸性,偶尔透亮,核染色质呈细颗粒状。有的核深染,类似小细胞癌,但无坏死及核分裂象,也无核的多形性或不规则性。

鉴别诊断:包括细支气管上皮内的神经内分泌细胞增生、典型类癌、淋巴管内癌栓、小细胞癌等。与典型类癌的鉴别较困难,主要是微瘤的直径不超过4 mm。

2.不典型类癌(AC)

见图4-38。此型可视为中分化神经内分泌癌,如不熟悉其形态特点,易误诊为低分化其他类型肺癌。其恶性度介于类癌与小细胞癌之间,可发生转移,有转移至眼球内的个例报道。

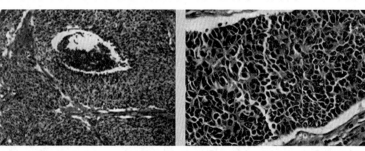

图4-38 不典型类癌

A.癌组织被纤维组织分隔成巢,呈器官样结构,其中心有灶性坏死

B.癌组织呈器官样结构(菊形团样),核分裂象易见

(1)大体:肿瘤多位于肺实质靠近较大支气管,但与其无明确关系;肿瘤较典型类癌大,平均直径3.6 cm,色泽不一,坏死及出血具有特征性。

(2)光镜:此瘤的特征是癌细胞较小,但比小细胞癌的细胞稍大,常排列呈巢,或呈条索状、小梁状,具有器官样结构,常见菊形团。有的癌巢周围细胞呈栅栏状,癌巢中央常有灶状坏死,大片坏死不常见。癌细胞核浆比例异常,核具有多形性,形状不规则,梭形细胞较常见。核较深染,核分裂象多见(5~10/10HPF)。有时可见瘤巨细胞。间质中可有淀粉样物质沉着。

(3)免疫组化:神经内分泌标记有助于与其他类型的低分化肺癌相鉴别。不典型类癌NSE、CgA、Syn均呈阳性反应,而低分化鳞癌和腺癌则为阴性。

(4)电镜:可见癌细胞含有神经内分泌颗粒,但数量较类癌少,且分布不均,一般在细胞突起内呈局灶性分布,有的可见多形性神经分泌颗粒,呈卵圆形、棒状,且大小不等,其他细胞器中等量。

(5)鉴别诊断:主要是与分化差的鳞癌和腺癌的鉴别,借助免疫组化和电镜观察可将其区别开来。

3.小细胞癌(SCC)

见图4-39。小细胞癌,即小细胞神经内分泌癌,占肺癌的10%~20%,患者多为中老年,

80％以上为男性,85％以上的患者为吸烟者。因肿瘤生长迅速,并早期转移,以及异位激素的产生,胸膜、纵隔受累常见且较广泛,常导致上腔静脉综合征。故初期症状可能是由远处器官转移所致,或有异位激素产生的 Cushing 综合征。平均生存期在有、无广泛转移者分别为少于1 年和 18 个月,极少数患者存活可达 3 年或更长。

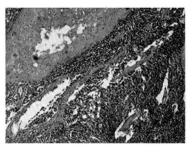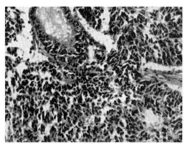

图 4-39 小细胞癌

A.癌组织在支气管壁弥漫浸润,癌细胞小,呈圆形、卵圆形及雀麦形

B.癌细胞小,多呈小圆形、雀麦形,癌细胞侵至腺上皮

(1)大体:大多数小细胞癌的大体标本见于尸检而非外科标本,因患者多采用化疗而非手术治疗。肿瘤常发生在段以上的大支气管,瘤组织在支气管壁内浸润生长,支气管腔可因压迫而阻塞,可侵及邻近肺实质,并常伴有广泛的淋巴结转移,在肺门周围形成巨大肿块。常见广泛坏死和出血。位于支气管腔内的肿瘤少见,但有报道。约 5％的小细胞癌见于肺外周部,呈钱币样病变,可手术切除。

(2)光镜:小细胞癌瘤细胞的形态一般较均一,其特征是癌细胞较小,约为淋巴细胞的 2倍,多呈淋巴细胞样或燕麦细胞形,核位于中央。高倍镜下,核常带棱角,染色质细而弥散呈粉尘状,核仁不清,核分裂象多见,有时每高倍视野可超过 10 个,如切片染色过深则不易识别;其胞浆稀少呈嗜碱性,或呈裸核状。癌细胞常弥漫分布,或呈实性片块,也可如水流似缓带,呈条索状或小梁状。坏死常见且较广泛。有的癌细胞呈梭形,细胞较大,胞核清晰,可与人为挤压造成的癌细胞变长相区别。在肿瘤退变坏死区,常见具有特征性的核内染色质物质(DNA)沉积在血管壁内。在活检组织中,癌组织人为挤压现象极常见,以致癌细胞核拉长变形,并伴随染色质的弥散,则造成诊断上的困难,但仔细观察,仍可见小细胞癌诊断依据的特征。小细胞癌可与非小细胞癌复合发生,如复合性小细胞癌与细支气管肺泡癌,或复合性小细胞癌与鳞癌均有个例报道。

(3)免疫组化:小细胞癌 TTF-1 强阳性,神经内分泌标记如 NF、NSE、CgA、CD56、Leu-7等可呈弱阳性反应,对角蛋白也可呈阳性表达。MAP-2 被认为是肺类癌及小细胞癌的特异性标记。

(4)电镜:大多数病例至少在有些癌细胞内见有少数神经内分泌颗粒,而且颗粒较小,直径50～240 nm。胞质内其他细胞器也稀少,游离核糖体较多;偶见小桥粒连接,无基膜。

小细胞癌的癌细胞中染色体 3 丢失,小细胞癌能检测出 C-myc、N-myc、L-myc、L-myb、K-ras 和 C-erb 等癌基因。用原位杂交技术研究小细胞癌的 myc 相关基因表达时,显示了癌基因表达的异质性,即每例标本中不同癌细胞表达是不同的。上述癌基因中,myc 原癌基因在肺癌组织中常有扩增,位于癌细胞核内;ras 基因位于癌细胞细胞器膜上,可能与点突变有关。myc 癌基因的改变可能与小细胞癌的快速生长和浸润能力有关。

(5)鉴别诊断。①小细胞鳞状细胞癌:癌细胞小,与小细胞癌难以区别,但其中可见明确的鳞癌灶,有角化现象。同时,免疫组化染色有助于鉴别诊断,此癌神经内分泌标记为阴性。②促纤维增生性小细胞肿瘤:常见于腹腔、盆腔,多见于青少年。发生在肺、纵隔及胸膜者亦有报道。其特点是肿瘤细胞小,呈大小不一的巢状,与小细胞癌难以区别,所不同的是肿瘤间质常呈明显的纤维组织增生,可发生硬化。免疫组化染色显示,神经内分泌标记及肌标记可呈阳性反应。

4.大细胞神经内分泌癌(LCNEC)

见图 4-40。此癌是大细胞癌的一种,但在光镜下具有一定形态学特点,经电镜及免疫组化观察证实具有神经内分泌分化特征,命名为大细胞神经内分泌癌。患者平均年龄 64 岁(35～75 岁),大多数有吸烟史。

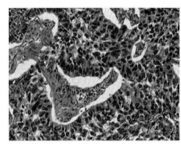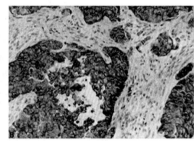

图 4-40 大细胞癌神经内分泌癌

A.癌细胞大,呈实性片块,其周边部细胞呈栅栏状。B.免疫组化染色,癌细胞 Syn 呈阳性表达

(1)大体:此癌可发生在中央或外周,肿瘤平均大小为 3 cm(1.3～10 cm),通常为境界清楚的结节状肿块,偶见呈多结节者。其切面呈黄白色或褐色,常有广泛坏死及出血。淋巴结转移常见。

(2)光镜:大细胞神经内分泌癌的特点如下。①癌细胞较大呈多角形,多>3 个静止期淋巴细胞,核浆比例降低,胞浆呈嗜酸性颗粒状;核多具多形性,染色质细或呈泡状,核仁常见。②癌细胞呈实性巢、小梁状、片块状、栅栏状排列,并显示器官样或菊形团样结构。③癌细胞核分裂象多见,多者超过11/10HPF。④常伴广泛坏死。

(3)免疫组化:认为 CgA、Syn、CD56、Leu-7 更特异,CgA 的表达与肿瘤分化程度呈正相关,而 Syn 的表达率高于 CgA 的表达率,且表达阳性范围也较 CgA 广,故认为 Syn 对判断大细胞癌的神经内分泌分化表型更有价值。此外,有的亦可表达某些激素,如 ACTH、HCG 等。我们在对大细胞神经内分泌癌的研究中,发现有的可伴有腺分化,PAS 染色可阳性,免疫组化染色分泌成分(SC)可呈阳性表达。

(4)电镜:癌细胞中细胞器的数量中等,与不典型类癌相似,神经内分泌颗粒较少,直径为100～270 nm,多呈局灶性分布。

(5)鉴别诊断:主要是与分化差的鳞癌及一般的大细胞癌相鉴别,免疫组化及电镜观察有助于鉴别。

5.巨细胞神经内分泌癌(GCNEC)

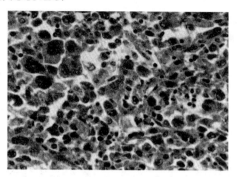

图 4-41　巨细胞神经内分泌癌

癌细胞大,呈多形性,弥漫分布,可见单核、双核、多核瘤巨细胞

见图 4-41。

(1)大体:此癌多形成巨块,大者直径可达 16 cm,常广泛坏死。局部淋巴结的转移为100%,有些病例具有往胃肠道及骨转移的倾向,预后不良。

(2)光镜:此癌的特征是癌细胞较大,大小、形状不等,可见单核、双核和多核瘤巨细胞。癌细胞常弥漫分布,主间质分不清,犹如肉瘤。核分裂象多见(平均 7 个/10HF),癌组织均有广泛坏死。此癌必须借助免疫组化或电镜观察始可确诊,否则,光镜下与向其他分化表型的巨细胞癌不能区分。

(3)免疫组化:癌细胞可显示 NSE、CgA、Syn 阳性,但常程度较弱;有的某些激素如ACTH、HCG 等亦可呈阳性。

(4)电镜:癌细胞内细胞器中等量,神经分泌颗粒较少,多呈局灶性分布,有的见多形性神经分泌颗粒,即神经分泌颗粒大小、形状不等,可呈圆形、卵圆形、棒状、哑铃状等,偶见张力微丝束。

6.不常见的神经内分泌肿瘤

在组织形态上,这些肿瘤与上述各种神经内分泌癌不同,但在免疫组化及超微结构上具有某些相同的特征。

(1)原始神经外胚瘤:与胸肺部恶性小圆形细胞肿瘤密切相关,偶尔原发于肺。通常发生在年轻成人,肿瘤生长迅速,可引起肺部症状。①大体:肿瘤位于中央部,较大,质软呈鱼肉状外观,常伴有出血、坏死。②光镜:肿瘤由小圆形、卵圆形细胞构成,呈弥漫性片块或小叶状,被纤维性间质分隔,细胞之间黏着不良。在分化较好的肿瘤,可见假菊形团或真菊形团(其中心有小腔)。瘤细胞核深染,大多无明显核仁,胞浆不清楚。③免疫组化:NSE 及 CD99 常呈阳性,但可与肺的其他神经内分泌癌相区别,因它通常对 CgA、Syn、Leu-7、S-100 蛋白及 CK 为阴性,偶尔可见 CK 阳性瘤细胞。LCA 阴性亦可与淋巴瘤鉴别。

(2)具有横纹肌样表型的神经内分泌癌,极罕见。①光镜:肿瘤由弥漫性片块或细胞巢构成,伴有局灶性器官样结构,许多细胞在胞浆内有一圆形至卵圆形嗜酸性包涵物,与其他部位横纹肌样瘤中所见者相似。②免疫组化:瘤细胞对 CK、vim、des、actin 及 NSE、CgA 呈阳性反应。③电镜:瘤细胞内可见由无数间丝形成的涡旋状结构,它是横纹肌样瘤的特征。此外,尚可见局灶性神经分泌颗粒及桥粒。

（四）来自支气管腺体的癌——唾液腺型癌

1.腺样囊性癌

见图4-42。此癌是发生在下呼吸道最常见的唾液腺型肿瘤之一，但少于全部肺肿瘤的0.2%，仅发生在气管及大支气管，尤以气管为多。在X线胸片上因其位于支气管内且在中央不易定位，而纤维支气管镜活检易获阳性结果。临床上，男、女发病率相同，中年人多发，平均年龄45岁。

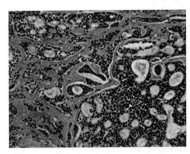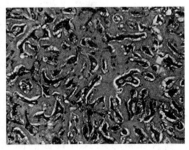

图4-42　腺样囊性癌

A.癌组织呈明显筛状结构。B.同上例，癌组织呈小梁状，间质透明变性显著

（1）大体：肿瘤常突入支气管腔内呈息肉状生长，最大直径可达数厘米，或呈环形弥漫浸润性结节，直径0.9～4.0 cm，质软，呈灰白色、粉红色或浅褐色，癌组织也可穿过软骨壁扩展至周围肺实质。少数可侵至胸膜或纵隔，形成巨块。

（2）光镜：癌组织在支气管壁内呈浸润性生长，表面的支气管上皮可发生溃疡或鳞化，其组织形态与唾液腺者完全相同。癌细胞较小，核深染，排列呈圆柱状、小梁状、实性条索、由导管上皮及肌上皮双层细胞构成的腺体或小管，以及常见具有特征性的大小不等的筛状结构片块，其中可见扩张的假囊肿，囊内含有黏液或嗜酸性基底膜样物质。肿瘤间质可有黏液样变性，有时透明变性显著，则压迫上皮性条索呈窄带状。实性巢外周细胞偶呈栅栏状，如基底样构型。瘤组织坏死及核分裂象不常见，可侵及周围肺实质及局部淋巴结，38%的病例见有侵袭神经周围现象。

（3）免疫组化：瘤组织对低分子量角蛋白、波形蛋白、肌动蛋白呈强阳性反应，S-100蛋白呈局灶性阳性。

（4）电镜：瘤细胞有两种类型，一种是真正的腺体，上皮有微绒毛、连接复合体及桥粒，另一种是肌上皮细胞，胞浆内有由6 nm微丝构成的肌微丝。假囊腔由浸润的瘤细胞包围陷入的板层状基膜构成，有时瘤细胞被以高度复制的基膜。

2.黏液表皮样癌

此癌罕见，占肺癌的0.1%～0.2%，患者年龄4～78岁，近半数发生在30岁以下。肿瘤多发生在大支气管内，呈息肉状突入腔内，可致支气管刺激及阻塞症状，有些无症状。此癌亦为侵袭性生长，但大多数生长缓慢，病程较长，转移罕见。

构成此癌的特征性成分是黏液细胞、表皮样细胞及中间型细胞，按其比例的不同和异型性的差别，此癌可分为两型。

(1)低度恶性型(图 4-43):占黏液表皮样癌的 75%～80%,患者男女比例相等,年龄 20～60 岁(平均 40 岁),可有支气管刺激或阻塞症状,病程可长达数年。①大体:肿瘤常位于主支气管及叶支气管内,偶见于段支气管,呈息肉状包块,直径从数毫米到 6 cm,质较硬,呈灰白色。切面呈黏液样,有时可见小囊腔。肿瘤偶见于肺外周,较大肿瘤亦可沿支气管树的管腔延伸而累及数个段支气管。肺组织可出现肺不张或阻塞性肺炎。②光镜:此癌由腺体、小管、囊肿及实性区相互混合构成,在 60% 的病例,以腺管成分占优势,由柱状黏液细胞、杯状细胞或立方状透明细胞衬覆,偶见嗜酸性细胞;呈实性巢或片块的瘤组织由基底样、中间型细胞及较少见的鳞状细胞组成。中间型细胞呈多角形,胞浆双染性或微嗜酸性,核圆形、居中。鳞状细胞有细胞间桥,无角化现象。有些由上述细胞构成的不规则囊腔内,可见有灶性黏液细胞聚集,或囊腔内衬黏液细胞。上述各种细胞分化好,无或罕见核分裂象及坏死。间质透明变性明显,也可见钙化、骨化灶。癌组织局限在支气管壁内浸润生长,不侵及邻近肺组织。

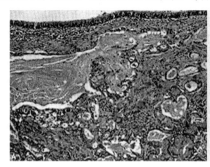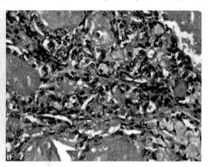

图 4-43　黏液表皮样癌,低度恶性

A.癌组织由腺体、小管、囊肿及实性区相互混合构成。B.癌组织腺管成分为主,被以立方状及黏液细胞

(2)高度恶性型:此型罕见。癌组织在大支气管壁内侵袭性生长,不呈息肉状,可侵及邻近肺组织,质地较硬,呈灰白色。此癌侵袭性大,并可发生远距离转移,预后不佳。①大体:与低度恶性型基本相同,但癌组织可穿过支气管壁侵至周围肺实质。②光镜:癌组织主要是中间型细胞及表皮样细胞,而黏液细胞较少。有的可见充满黏液的囊腔,或有单个黏液细胞散在。两种细胞的异型性明显,核分裂象及坏死灶易见。有的病例亦可见分化好的低度恶性肿瘤区。③超微结构:此癌的超微结构与发生在唾液腺者完全相同,有未分化细胞、腺细胞及有显著桥粒和浆内张力微丝的鳞状细胞,中间型细胞仅有散在的桥粒,胞质内偶见小的张力微丝束。④鉴别诊断:低度恶性黏液表皮样癌因其含有明确的表皮样成分及黏液细胞,不易与其他癌相混淆,而分化差的高度恶性黏液表皮样癌,则需与腺鳞癌相鉴别。前者通常位于大支气管内呈息肉样,表皮样成分无角化现象,而后者多位于肺外周部,镜下鳞癌成分常显示角化现象。

3.上皮-肌上皮癌

此癌罕见,患者年龄 33～71 岁,无性别差异。几乎均位于大支气管内,故有气道阻塞症状。此癌手术切除通常可治愈,但有的也可复发或转移。

(1)大体:肿瘤位于支气管腔内,也可侵至周围肺实质,切面呈实性灰白色,有的呈胶冻状。

(2)光镜:癌组织由两种成分构成,一是肌上皮细胞,呈梭形或圆形,其胞浆呈嗜酸性或透明,形成实性片块,间或有浆样肌上皮细胞;二是不同比例的腺管状上皮细胞。核分裂象少见,间质可透明变性。

(3)免疫组化:上皮成分 MNF116 及 EMA 呈阳性表达,肌上皮成分 SMA 及 S-100 呈阳性。

4.腺泡细胞癌

此癌罕见,大多为成人(12～75 岁),可发生在大支气管内引起支气管刺激或阻塞症状,或位于肺实质而无症状。

(1)大体:位于支气管内者呈息肉状,在肺实质内者境界清楚,无包膜,呈橘黄色。

(2)光镜:瘤细胞大小、形状均一,呈圆形、多角形,胞浆丰富呈嗜酸性或嗜碱性颗粒状,核居中,通常为小圆形或卵圆形,有时可见泡状核,含有明显核仁。瘤细胞可排列成片块、巢、腺泡、小腺体或管状乳头状,被厚薄不等的纤维组织分隔,有时有丰富的淋巴细胞或淋巴、浆细胞浸润。PAS 染色癌细胞可含抗淀粉酶的阳性颗粒。

(3)电镜:癌细胞含有特征性的酶原型颗粒,有界膜,直径 600～800 nm。

(4)鉴别诊断:首先要除外转移性唾液腺腺泡细胞癌,如肿瘤为邻近支气管的孤立结节,考虑为原发的。此外,要与嗜酸细胞类癌、支气管颗粒细胞瘤相鉴别。免疫组化可把类癌区别开来,电镜观察亦有助于鉴别诊断,类癌见神经分泌颗粒,颗粒细胞瘤有丰富的自噬性溶酶体,而腺泡细胞癌无。

5.嗜酸性细胞腺癌

肺的嗜酸性细胞腺癌极罕见。

(1)大体:左肺上叶支气管腔内有一肿物,大小为 5.8 cm×4.6 cm×1.8 cm,完全堵塞管腔,呈灰白色,向周围肺组织生长,境界不清。

(2)光镜:瘤组织呈梁索状、腺样或实性片块,间质稀少;瘤细胞较大,境界清楚,呈圆形或多边形,胞质丰富,呈嗜酸性颗粒状,并见散在的巨核及多核巨细胞,核染色质细颗粒状,核分裂象多见。瘤组织侵犯支气管软骨、黏液腺及血管,并在肺实质呈浸润性生长,伴大片状坏死。

(3)免疫组化:瘤组织 CK(+),EMA、CgA、Syn、S-100 均(-)。

(4)电镜:癌细胞胞质内充满增生肥大的线粒体,未见神经分泌颗粒,其他细胞器贫乏。

(五)其他癌瘤——具有两种以上不同组织形态的癌瘤

1.癌肉瘤

此瘤是由恶性的上皮成分和恶性间叶成分共同组成的恶性肿瘤,很少见。通常见于成人,50%以上的患者年龄为 50～80 岁,男性为女性的两倍,且与吸烟密切相关。X 线胸片上为境界清楚的分叶状包块,70%～80%发生在上叶。可广泛累及胸膜。

(1)大体:根据肿瘤发生的部位,癌肉瘤可分为以下两型。①中央型:约占 1/3,肿瘤常在大支气管腔内生长,呈息肉状巨块,质硬呈灰白色或灰红色,血管丰富。②外周型:约占 2/3,肿瘤位于肺实质内,形成巨块,平均直径 5 cm,易侵及纵隔、胸膜及胸壁。

(2)光镜:瘤组织具有双相性,由癌及肉瘤性成分共同组成,两种成分之间可分界清楚,或局灶性境界不清。最常见的癌组织为鳞癌,也可为腺癌或大细胞癌;肉瘤样成分通常为梭形细胞,类似纤维肉瘤或恶性纤维组织细胞瘤(注:WHO 肺癌新分类把这种无异质性恶性成分的癌肉瘤归类为多形性癌),有的见异质性恶性成分,如软骨肉瘤、骨肉瘤或横纹肌肉瘤等,为真正的癌肉瘤。有的恶性间质成分构成肿瘤的主体,仅见小灶性上皮性癌组织。

(3)免疫组化:对识别异源性间质成分十分有用,故在确定癌肉瘤的诊断上具有重要作用,首要的是对梭形细胞成分要明确是上皮性的还是间叶性的。要证实上皮性成分可用不同分子量的 CK(AE1、AE3)、EMA 及 CEA,要证实间叶性成分可用 S-100 蛋白、desmin、vimentin等。有些癌的梭形细胞可不表达 CK,而癌肉瘤的梭形细胞成分可局灶性表达 CK。

(4)鉴别诊断:主要是和梭形细胞癌、多形性癌及双相性肺母细胞瘤的鉴别。①梭形细胞癌:癌组织主要为梭形细胞成分,而无明确的非小细胞癌成分。免疫组化角蛋白在上皮成分为(+),间质为(−)到(+),异源性成分标记如平滑肌、软骨、横纹肌、脂肪等免疫组化均为阴性。而癌肉瘤角蛋白的表达与梭形细胞癌相同,但异源性成分则为阳性。②多形性癌:癌组织具有多形性成分,最常见的成分是梭形细胞癌、巨细胞癌,也可有鳞癌、腺癌或大细胞癌灶。免疫组化 CK 呈阳性。③双相性肺母细胞瘤:虽然亦由上皮及间叶成分组成,但见有胚胎性或胎儿表现的间质和腺管,并常见神经内分泌分化,是容易区别的。

2.肺母细胞瘤

肺母细胞瘤是一类罕见的肺恶性肿瘤,主要由幼稚的始基组织、梭形细胞及上皮成分构成。因其形态类似于 2～3 个月胚胎的肺组织,曾命名为肺胚瘤,故亦名胚胎性癌肉瘤。此瘤成人、儿童均可发生,男性为多。多位于肺外周部,形成巨块,亦可位于大支气管腔内。肺母细胞瘤可分为成人型和儿童型。成人型又可分为上皮性及双向性两类,儿童型者称为胸膜肺母细胞瘤。

(1)上皮性肺母细胞瘤:WHO 肺癌新分类中,将其命名为"分化好的胎儿型腺癌",归为腺癌的一种类型。此瘤罕见,男女发病相等,虽然具有胚胎性组织学表现,但 10 岁以下儿童报道也不多。好发年龄为 41～50 岁,80％患者为吸烟者。多见于肺外周部和中部,上叶为多。

大体:肿瘤为单个境界清楚、无包膜的肿块,大多位于胸膜下,大小为 1～10 cm,平均 4.5 cm。切面灰褐色,有破溃的囊腔及出血。有些病例为中央型,肿瘤在支气管腔内呈息肉状生长,同时可侵犯邻近的肺实质,在肺实质内形成结节,与周围肺组织分界清楚。

光镜:瘤组织的特征是只有恶性上皮成分,而缺乏肉瘤成分。上皮成分主要表现为密集的分支状腺管结构,腺上皮为假复层柱状上皮,部分胞浆透亮,可见核分裂象,核浆比例略增加,形态类似子宫内膜样腺体。PAS 染色阳性,示含丰富的糖原。绝大多数病例,在腺体基底部或腔面可见由鳞状细胞样细胞形成的实性细胞球,称为桑葚体,具有特征性。有的尚可见菊形团样小腺管。肿瘤的间质稀少,为成熟的良性肌成纤维细胞。

免疫组化:瘤组织常显示神经内分泌分化,特别是 CgA 及 NSE 在一些腺上皮呈阳性反应,在64％～72％的病例桑葚体呈显著阳性。许多胺及多肽类激素包括降钙素、胃泌素、蛙皮素、突触素、生长抑素等亦可呈阳性表达。恶性胚胎性上皮也可表达 CK、CEA 及 EMA,偶尔AFP 也可阳性。上皮细胞特别是桑葚体还可表达 Clara 细胞抗原及表面活性物蛋白(SP)。这些所见与在发育中的胎儿肺小管相似,在妊娠 13 周时开始向 Clara 细胞分化,22 周时向Ⅱ型肺泡细胞分化。肿瘤间质细胞显示波形蛋白及 MSA 阳性。

电镜:腺体有清楚的基膜,细胞顶端见连接复合体及细胞间桥粒连接,表面有微绒毛,胞浆内有游离的糖原。尚可见向肺泡细胞分化的细胞,含有板层小体,考虑是Ⅱ型肺泡细胞。在腺体及桑葚体中的神经内分泌细胞含有典型的神经分泌颗粒。间质梭形细胞具有典型的肌纤维母细胞特征,包括发育好的粗面内质网、胞浆外周部微丝及致密小体、吞饮小泡等。

鉴别诊断:主要是和其他型的肺母细胞瘤鉴别。双相型肺母细胞瘤具有上皮及间质成分均为恶性的特点,不难区别。而胸膜肺母细胞瘤大多见于 10 岁以下儿童,肿瘤常累及胸膜、纵隔,镜下上皮成分为良性,间质为恶性,无桑葚体,CgA 等为阴性。

(2)双相性肺母细胞瘤:罕见,占全部原发性肺恶性肿瘤的 0.25%～0.5%。患者男性为多,年龄为 35～78 岁,平均 52 岁,多有吸烟史,胸痛、咯血为主要症状。

大体:大多为周围型,上叶多见,均为单个结节或包块,直径 2～27 cm,平均 10 cm,位于肺周边靠近胸膜,与支气管无密切关系。切面呈灰白色,鱼肉状,常有灶性出血及坏死。亦可在支气管发生,突入腔内。

光镜:由恶性上皮性及间叶性两种成分构成,瘤组织具有胚胎性的特征,即在富于细胞的原始间叶组织的背景上,有分化好的恶性上皮细胞构成的腺体存在。大多形成大小不等的子宫内膜样腺体,并可见上皮性实性条索、小巢或带状结构,有的呈基底细胞样或微小菊形团样腺体,或未分化的透明细胞腺体或巢,有的可见鳞状上皮细胞巢,桑葚体结构少见。大多数间叶成分为原始胚胎性小卵圆形或梭形细胞,核大深染,胞浆稀少,无分化特征,偶呈多形性,位于黏液样基质中,在肿瘤性腺体周围更为密集。在大多数病例,可见局灶性成束的或车辐状结构的成人型梭形细胞肉瘤,可为不成熟的横纹肌、软骨、骨及平滑肌。坏死及分裂象较上皮型为多。

免疫组化:具有与上皮型肺母细胞瘤基本相同的免疫组化反应,恶性上皮成分 CK、CEA、乳脂球蛋白呈阳性表达,有的亦表达 CgA、NSE、HCG;所不同者,恶性间叶成分除 vimentin、actin 呈阳性表达外,有的亦表达 desmin、myoglobin 及 S-100 蛋白。

鉴别诊断:主要是和癌肉瘤的鉴别,它由肉瘤和成人型癌混合组成,无双相性肺母细胞瘤具有的胎儿性子宫内膜样腺体或胚胎性间质成分,免疫组化亦不显示神经内分泌标记。

(3)胸膜肺母细胞瘤:此瘤是一种好发于小儿的恶性肿瘤,故亦称儿童型肺母细胞瘤,甚罕见。肿瘤的发生多与胸膜有关,常累及胸膜和肺,以右侧肺叶受累为多,也可为肺外胸腔内肿瘤。部分病例有在胸内发生类似肿瘤及其他畸形的家族史。此瘤与成人的肺母细胞瘤不同,它是由恶性胚胎性间充质构成,或伴有可能是陷入的非肿瘤性上皮。因此,此瘤本质上是一种胚胎性肉瘤而非双相性肿瘤。

大体:此瘤从肉眼及镜下看,为一连续的谱系,一端为薄壁肺内囊肿,上皮下为胚胎性间充质,另一端为胚胎性恶性间充质形成的实性包块,可累及胸膜、纵隔及肺。肿瘤可分为 3 型,即多囊性、多囊伴实性结节型及实体型。囊性者与肺的良性囊肿性疾病或错构瘤性病变类似。

光镜:囊性肿瘤由一个或多个囊腔构成,被以良性肺泡上皮,或成熟的呼吸道纤毛柱状上皮;而恶性成分位于上皮下,为原始间叶性小细胞,如同葡萄簇肉瘤的形成层样细胞,其中可见局灶性横纹肌母细胞。结节状实性区为未分化的卵圆形及星芒状细胞成分,或为分化性肉瘤成分,包括常见的胚胎性横纹肌肉瘤以及纤维肉瘤、软骨肉瘤和未分化性肉瘤等,核分裂象常见。恶性脂肪成分罕见。胸膜肺母细胞瘤内可见囊肿及小腺腔,如同囊性肿瘤,通常衬以良性上皮,可能为内陷的细支气管、肺泡上皮,或是间皮细胞。

免疫组化:良性上皮成分CK、EMA可阳性,恶性间叶成分可分别显示波形蛋白、结蛋白、肌球蛋白(横纹肌)及S-100蛋白(软骨)阳性。

3.复合性癌

这类癌中,将以传统命名的腺鳞癌除外,但在本质上它也是一种由鳞癌及腺癌两种成分构成的复合性癌。在病理诊断时,这类癌因含有多种不同类型的癌组织,往往难以命名,可统一诊断为复合性癌。但还需注明此癌包括的不同类型癌的成分,可按其所占成分的主次,依次排列。例如,右肺上叶复合性癌,同源性(包括乳头状腺癌、中分化鳞癌及透明细胞癌)。按WHO新分类中的多形性癌,其实也是复合性癌,只是突出了巨细胞癌或梭形细胞癌为其必有成分。根据复合性癌中各种癌的组织起源及分化表型的不同,复合性癌可分为以下两种。

(1)同源性复合性癌:此癌是指两种以上的癌组织均具有相同的细胞起源,即完全相同的分化表型。如在一个癌块内,含有均来自支气管表面上皮并具有腺、鳞分化表型的腺癌、鳞癌及透明细胞癌;再如由乳头状腺癌、实性黏液细胞癌和巨细胞癌共同构成的复合性癌。

(2)异源性复合性癌:此癌是指由不同细胞起源的多种癌成分共同构成的一种癌,即各种癌组织具有不同起源的分化表型。如含有来自支气管上皮的腺癌、大细胞癌,来自神经内分泌细胞的大细胞神经内分泌癌,以及来自肺泡上皮的细支气管肺泡癌4种癌组织构成的复合性癌;再如在一个癌块内既有分化好的鳞癌成分,又有神经内分泌癌(小细胞癌),此种癌在WHO肺癌新分类中作为小细胞癌的一个亚型,称之为复合性小细胞癌,除小细胞癌为主要成分外,可伴有鳞癌或腺癌成分。

第二节　非上皮组织肿瘤

一、良性软组织肿瘤

(一)黏液瘤及微囊性纤维黏液瘤

黏液瘤罕见,一般发生在肺实质内,呈结节状,可有薄的包膜,有黏液感。多发于成人,女性更多见。微囊性纤维黏液瘤发生在外周部,境界清楚,直径1~2.3 cm。

1.光镜

其与其他部位的黏液瘤相同,由短梭形、星芒状细胞及黏液样间质构成,其中血管稀少。如梭形、星芒状细胞散布在纤维黏液样间质中,伴有微独的囊形成,可称为微囊性纤维黏液瘤。

2.免疫组化

肿瘤对vimentin表达,但对S-100和desmin不表达。

3.鉴别诊断

需与以黏液瘤样变为继发特征的肿瘤相鉴别,如脂肪肉瘤、恶性纤维组织细胞瘤、软骨肉瘤、平滑肌瘤、胚胎性横纹肌肉瘤、神经纤维瘤和侵袭性血管黏液瘤。

(二)孤立性纤维性肿瘤

孤立性纤维性肿瘤是与脏层胸膜相连的胸膜下肿瘤。由梭形成纤维细胞组成,瘤细胞有时像周细胞那样围绕纤细的脉管系统,在其周围排列;玻璃样变是其常见特点。3%~38%的胸膜孤立性纤维性肿瘤可累及肺,但真正全部位于肺内的肿瘤却很少。肺内纤维性肿瘤和胸膜纤维性肿瘤在年龄、性别和临床症状方面几乎无区别。大多数患者是胸部 X 线偶然发现的钱币样病变。

1.大体

一般位于肺内胸膜下,通常是孤立的,也可多个结节。直径一般<8 cm,为圆形或卵圆形,切面较硬,界限清楚,呈旋涡状和纤维样外观。

2.光镜

肿瘤与胸膜的纤维性肿瘤组织学表现相似,由梭形细胞组成,核卵圆形,弥漫而细的染色质,胞浆少,瘤细胞内可含有糖原。瘤细胞多排列成短束状或杂乱的形式,但也可有局部车辐状或血管周细胞样排列(图 4-44)。细胞之间可有不等量的胶原。无细胞不典型性及坏死。核分裂少于 4/10HPF。

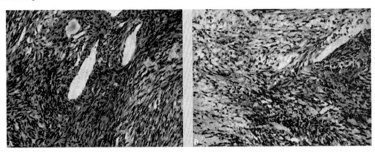

图 4-44　孤立性纤维性肿瘤
A.瘤组织由梭形成纤维细胞构成,排列无序,之间富于薄壁血管
B.瘤组织中细胞密集区与细胞稀疏区相间存在

3.免疫组化

瘤细胞保留肌纤维母细胞或成纤维细胞的表型。表现为:vimentin 强(＋),CD34、Bcl-2、CD99 常为(＋),keratin 一般阴性。

4.鉴别诊断

(1)恶性纤维性肿瘤:胶原纤维少或无,梭形瘤细胞显示异型性,核分裂象易见(通常>4/10HPF),有坏死。其中核分裂象和坏死对良恶性鉴别最有意义。

(2)炎性假瘤:炎性假瘤虽然通常表现为肺内孤立结节和间质明显胶原化,但还有浆细胞、巨噬细胞和黄瘤细胞等炎性成分。

(3)弥漫性恶性间皮瘤:不同之处在于 keratin 阳性,表现为累及胸膜的弥漫性生长方式。

(三)脂肪瘤

肺脂肪瘤少见。此瘤发生在大支气管,呈息肉状突入腔内,而引起阻塞的症状和体征。男性患者多见。发生于周围肺的脂肪瘤更为少见。

1.大体

支气管内病变常累及近端叶和段支气管,肿瘤可能界限不清而与邻近支气管黏膜混为一体。可能出现纤维化、炎症、淋巴组织、软骨和其他间叶成分。

2.光镜

见肿瘤表面被以正常支气管上皮,其下为分化成熟的脂肪组织,其中有时可见残留的支气管腺体。无包膜,但与周围肺组织分界清楚。

3.免疫组化

与其他部位的脂肪瘤相同,可显示 S-100 蛋白阳性。

4.鉴别诊断

(1)错构瘤:除分叶状脂肪组织外,尚有衬覆上皮的裂隙、软骨、黏液样基质。

(2)脏层胸膜的脂肪化生:常见于纤维化的间质性肺疾病,不应与胸膜下脂肪瘤混淆。

(四)平滑肌瘤及平滑肌瘤病

1.平滑肌瘤

此瘤少见,患者平均年龄 40 岁(范围 5～67 岁),多见于中年妇女,男女比例 1.5∶1。支气管内生长者有阻塞相关的症状,而肺实质的肿块多无症状。

(1)大体:发生在主支气管者占 45%,向腔内突出;亦可见于肺外周实质内(占 55%),呈孤立性结节,一般直径为 1.5 cm 左右,与周围肺组织分界清楚。平滑肌瘤也可发生于胸膜。

(2)光镜:与其他部位的平滑肌瘤相同,位于主支气管者,由成束的平滑肌细胞相互交织构成,其表面被覆假复层纤毛柱状上皮。肺实质内者,瘤组织富含薄壁血管,考虑是从血管平滑肌发生的。

(3)免疫组化:与其他部位的平滑肌瘤相同,表达 vim-entin、actin、desmin 和平滑肌肌球蛋白。

2.平滑肌瘤病

见图 4-45。肺多发性平滑肌瘤亦称平滑肌瘤病或良性转移性平滑肌瘤,是由分化好的平滑肌组成的多发结节。几乎均为女性,许多患者有子宫平滑肌瘤的病史。平均年龄 47 岁(范围 30～74 岁)。1/3 的患者有咳嗽或呼吸困难等症状。其预后依据组织学分级和个体对激素的反应程度而不同,一些肿瘤进展缓慢,对肺功能影响较小;而另一些随着肿瘤的不断扩展、增大可引起呼吸功能不全。

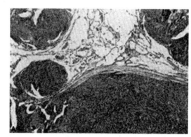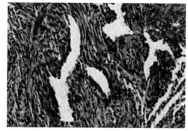

图 4-45　肺平滑肌瘤病

A.在肺实质内,见多数大小不一的瘤结节,分界清楚

B.同上放大,瘤组织中残留的肺泡形态不规则,肺泡上皮清楚可见

(1)大体:多为双肺弥漫受累,单侧肺受累者占 30%。肿瘤结节的大小从粟粒大到 10 cm 不等,大者可出现囊性变。

(2)光镜:在肺实质内见有多数由平滑肌组织形成的瘤结节,呈圆形,大小不等,境界清楚,但无包膜。平滑肌细胞分化良好,未见核分裂象,亦无坏死。在瘤结内尚可见少数残留的肺泡结构,内衬肺泡上皮,清楚可见,有的腔内还含有尘埃细胞。有的病例细胞成分多,偶见分裂象,但分裂象少于5/50HPF。

（3）免疫组化:显示平滑肌细胞的免疫组化特征,vim-entin、actin、desmin和平滑肌肌球蛋白阳性。

（4）鉴别诊断:包括伴有明显的平滑肌成分的错构瘤、原发性平滑肌瘤及平滑肌肉瘤、转移性高分化平滑肌肉瘤,以及淋巴管平滑肌瘤病。

（五）软骨瘤

此瘤非常少见。大多数发生于Carney三联症[肺软骨瘤（病）、上皮样平滑肌瘤（病）和肾上腺外副节瘤（病）]的人群。肿瘤可发生于大支气管壁的软骨组织,也可位于肺实质。支气管内者有阻塞症状,肺实质者常无症状。Car-ney三联症者的肺内软骨瘤可为单个或多发,且多为年轻女性;而一些孤立的软骨瘤发生在50岁以上。

1.大体

表现为孤立的、偶尔是多发性的结节。常与支气管软骨环相连接,直径为1～2cm,略呈分叶状,质较硬,呈灰白色半透明状,可伴有钙化或囊性变。

2.光镜

肿瘤由单一的分化成熟的软骨组织构成,可为透明或黏液样透明软骨、纤维软骨或弹力软骨,亦可各种软骨混合存在。有时瘤组织可发生钙化、骨化。肿瘤中细胞量中等,偶可见双核细胞,但无分裂象,小叶周边常为成熟软骨和骨。

3.免疫组化

免疫组化S-100阳性。

4.鉴别诊断

需与错构瘤相鉴别:肺软骨瘤缺乏软骨样错构瘤中所见到的被覆上皮的裂隙和混合性间叶成分。

（六）错构瘤

见图4-46。错构瘤较常见,过去认为是肺的正常成分的异常混合,是一种瘤样畸形,故称为错构瘤。因其由纤维、软骨及脂肪组织构成,故称为纤维软骨脂肪瘤。此瘤一般发生在成人,儿童少见,高峰年龄在60岁。男性发病率为女性的4倍。支气管内生长者可产生阻塞性肺炎或肺不张。

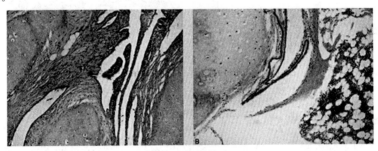

图4-46　错构瘤

A.在被覆上皮裂隙间,瘤组织包含软骨、脂肪,纤维及平滑肌组织

B.同上例,在被覆上皮裂隙间,瘤组织包含软骨、骨及骨化生

1.大体

此瘤大多位于肺外周胸膜下实质内,常呈孤立的球形或不规则分叶状,境界十分清楚,直径 1~7 cm(平均 2 cm),大多<4 cm;中央支气管也可累及,占 10%~20%,常呈广基的分叶状结节突入腔内。

2.光镜

瘤组织由多种间叶成分构成,包括疏松黏液样成分及其分化的富于细胞的结缔组织、脂肪组织、不同成熟阶段的软骨及骨、平滑肌杂乱地混合在一起,但软骨占主要成分。在病变的周边尚可见由纤毛上皮、无纤毛上皮或产生黏液的上皮内衬的不规则裂隙。肺实质内者被覆上皮的裂隙可能为主要成分。亦可见软骨发生钙化、骨化。偶尔软骨完全缺如,主要成分为脂肪、原始纤维黏液样间质或平滑肌。周围肺可显示阻塞性肺炎。支气管内生长者,脂肪可能更丰富,肿瘤表面可有浆液腺,有时软骨可显示细胞和核染色质增多。

3.免疫组化

其内不同组织成分各自显示其不同的免疫组化表型。

(七)纤维平滑肌瘤样错构瘤

1.大体

纤维平滑肌瘤样错构瘤甚罕见。此瘤一般发生于成人,为肺实质的孤立性结节,直径 2.0 cm 左右,患者通常无症状,查体时偶然发现。

2.光镜

镜下可见位于肺外周境界清楚的结节,由立方状上皮、纤维组织、大量平滑肌组织及少量脂肪组织混合构成,排列杂乱无序;部分区域上皮及纤维组织可形成乳头状结构。

(八)间叶性囊性错构瘤

间叶性囊性错构瘤非常罕见,可见于儿童及成人。临床表现为咯血、胸痛、气胸、血胸等;影像学特征为多发肺结节,伴有大小不等的囊肿,亦可累及双侧肺;此瘤生长缓慢,数年间可长至 1.0 cm,变成囊性;此瘤较严重的并发症是胸膜下囊肿破裂,引起突然出血至囊内,或气胸、血胸。

1.光镜

肿瘤位于胸膜下,呈结节状,伴有大小不等囊性腔隙,境界清楚。结节主要由幼稚的原始间叶细胞构成,被衬以正常或化生的呼吸上皮的小气道丛分成乳头状结构,并形成囊腔。

2.免疫组化

肿瘤的原始间叶组织 vim(+),其他 Desmin、SMA、S-100 均(-)。

(九)淋巴管平滑肌瘤病

此瘤罕见,是一种特殊的平滑肌错构瘤样增生。患者均为女性。病变累及肺和中线的胸部、腹部和腹膜后的淋巴管及淋巴结。软组织的淋巴管肌瘤和肾的血管平滑肌脂肪瘤也与此病相关。发病的妇女绝大多数均在生殖年龄,偶尔可见绝经后妇女(多数服用性腺外激素)。

1.大体

早期病变显示肺气肿,进展期病变显示类似蜂窝状的弥漫囊性改变。病变可弥漫累及双肺。

2.光镜

病变位于胸膜下或沿支气管、血管束分布。表现为肺间质中不成熟样的平滑肌细胞的多灶性增生,常有囊腔。瘤细胞类似上皮细胞、组织细胞或蜕膜细胞,胞浆丰富呈嗜酸性。瘤细胞常包绕嗜酸性均匀一致的无形物质,有时见有钙化。平滑肌细胞比完全分化的平滑肌细胞短、胞浆少,增生的细胞为梭形或多角形,细胞之间常有淋巴样间隙,核卵圆形,核仁明显,胞浆淡染。这些肌细胞与血管平滑肌脂肪瘤中的肌细胞有共同特点,二者可能都是错构瘤性质的。有的瘤组织中可见淋巴细胞聚集。累及淋巴结的显示淋巴结实质被平滑肌取代,淋巴结附近的淋巴管显示同样的变化。

3.免疫组化

此瘤是由血管周上皮样细胞构成的。免疫组化显示,肿瘤细胞具有同时表达 HMB45 和 actin 的特点。瘤组织中异常增生的平滑肌细胞雌、孕激素受体可呈阳性表达。

4.鉴别诊断

良性转移性平滑肌瘤:淋巴管平滑肌瘤病与囊性间隙有关,囊壁内伴有平滑肌束,无大体结节形成。而良性转移性平滑肌瘤却是肺实质内无囊性间隙的结节,但结节内可发生囊性变。

(十)弥漫性肺淋巴管瘤病

此瘤是一种特殊的、形态完好的淋巴管、血管的弥漫性增生,可伴有或不伴有较少平滑肌成分,影响肺(胸膜、肺泡间隔、支气管血管束)的淋巴通道。男女患者均可患病,受累的患者一般是患有间质性肺疾病的儿童。患者表现为呼吸困难或肺功能不全,咯血也是常见症状,并可有胸膜腔积液及纵隔受累。胸部放射线检查患者肺内无肺气肿样囊肿。大多数患者为进展性疾病,少数病例报道大约半数患者死亡,特别是幼儿。

1.大体

由于相互吻合的淋巴管增生而致支气管血管束增厚而明显。

2.光镜

主要病变是发育良好的淋巴管在肺及胸膜内呈弥漫性增生,尤以肺间隔及支气管、血管周围间质为著。扩张的淋巴间隙可透过支气管壁或围绕大的肺静脉。病变之间有正常肺组织。瘤组织中可有少量或无平滑肌成分,不见淋巴滤泡。一些管腔内可含有红细胞,邻近的间质内可见含铁血黄素。

3.免疫组化

与淋巴管平滑肌瘤病相反,如有平滑肌存在,则免疫组化染色 HMB45 为阴性。

4.鉴别诊断

本病需要与弥漫性血管瘤病、弥漫性肺淋巴管扩张症、淋巴管平滑肌瘤病、间质性肺气肿、Kaposi 肉瘤、血管肉瘤鉴别。

(十一)毛细血管瘤病

肺毛细血管瘤病罕见,是一种特发性肺疾患。多见于年轻人,以双肺弥漫性毛细血管增生,导致肺动脉高压为突出特征,可出现呼吸困难,并进行性发展,预后不良。

光镜:双肺弥漫性毛细血管增生,见于肺泡壁及大血管和气道周围间质;毛细血管的内皮细胞显著增生,层次增多,可称为不典型内皮细胞增生病。间质平滑肌增生,轻度淋巴细胞浸润,并有出血及肺泡腔内噬含铁血黄素巨噬细胞聚集。有的伴有静脉内膜纤维化,导致继发性静脉闭塞。

(十二)血管周细胞肿瘤

良性血管周细胞瘤样肿瘤包括血管球瘤及肌周细胞瘤,一般发生在四肢远端的皮肤及浅部软组织,也可见于身体各部位包括各种器官,发生在肺者罕见。

1.血管球瘤

肺的血管球瘤罕见。此瘤青年人、老年人均可发生,胸部影像在肺实质呈孤立结节,或发生在大支气管。除咳嗽外,一般无明显症状。

光镜:肺血管球瘤的组织形态与发生在其他部位者基本相同,基于血管球细胞、血管结构及平滑肌细胞在肿瘤中数量多少的不同,可分为实性血管球瘤、球血管瘤及球血管肌瘤。

2.肌周细胞瘤

见图 4-47。

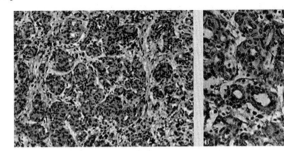

图 4-47　肌周细胞瘤

A.卵圆形-梭形肌样瘤细胞围绕小血管呈同心圆生长。B.免疫组化染色,瘤组织 SMA(＋)

(1)光镜:肌周细胞瘤无包膜,瘤组织有较丰富大小不等的薄壁血管腔隙,瘤细胞为具有嗜酸性胞浆的卵圆形及梭形肌样细胞,环绕小血管呈多层同心圆生长,有的呈洋葱皮样,具有特征性。瘤组织部分基质黏液样变,未见核分裂象及坏死。

(2)免疫组化:与血管球瘤基本相同,瘤细胞 SMA(＋)、vim(＋)、calponin 及最新报道的 H-caldesmon可(＋),CK 及 S-100(－)。无助于二者的鉴别诊断。

(3)鉴别诊断:肌周细胞瘤和肌纤维瘤、血管平滑肌瘤及血管球瘤在组织形态上有重叠相似之处,需要鉴别。①肌纤维瘤:成人型肌纤维瘤具有明显的双相结构,一种是由成熟的类似平滑肌细胞的梭形细胞排列成束,另一种是富于细胞的不成熟细胞伴有呈血管外皮细胞瘤样的薄壁分支状血管。多数肿瘤以后者为主。②血管平滑肌瘤:在肿瘤的外周部含有厚壁血管,主要由长的梭形细胞构成,除 actin、SMA(＋)外,desmin 亦(＋),而肌周细胞瘤 desmin 通常(－),或仅局灶性表达。③血管球瘤:免疫组化染色对鉴别此二瘤很少有帮助。但在组织学上,血管球瘤缺乏见于肌周细胞瘤的肌样瘤细胞,以血管为中心环绕血管呈同心圆生长的特征性结构。

(十三)炎性肌纤维母细胞瘤

炎性肌纤维母细胞瘤(图 4-48)曾被认为是肺的"炎性假瘤"中的一个亚群,大多数发生在年轻人,主要由肌纤维母细胞和成纤维细胞构成。因有的瘤组织中常有明显的浆细胞、淋巴细胞浸润,而成为肿瘤的主要成分,故以往称之为浆细胞肉芽肿。

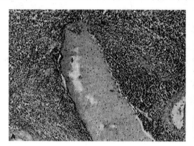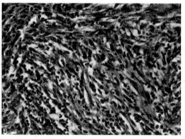

图 4-48 炎性肌纤维母细胞瘤

A.环绕支气管壁软骨的瘤组织弥漫分布。

B.瘤组织由梭形肌纤维母细胞构成,其间有较多淋巴细胞浸润

光镜:瘤组织中成纤维细胞或肌纤维母细胞排列成束,或呈席纹状结构,梭形细胞胞核卵圆形、细染色质、核仁不明显,核分裂象不常见。其间有各种炎细胞包括淋巴细胞、浆细胞和组织细胞(包括 Touton 型巨细胞)浸润,有的浆细胞可能成为肿瘤的主要成分,将梭形瘤细胞掩盖。组织学特征,包括局部浸润、血管侵犯、细胞成分增加,有奇异巨细胞并出现核分裂象(>3/50HPF)和坏死等,可能与预后差有关。

(十四)神经鞘瘤

1.大体

肺的神经鞘瘤罕见。肿瘤位于胸膜下,境界清楚,切面呈灰白色。

2.光镜

瘤组织由小圆形上皮样 Schwann 细胞构成,其周边部见有较多淋巴细胞聚集,或形成淋巴滤泡为其特点。瘤细胞呈单个、小巢状或条束状排列,核圆形,浆较丰,呈上皮样,细胞分化好,大小较一致,未见核分裂象及坏死;肿瘤的局部间质胶原纤维丰富。

3.免疫组化

瘤组织 S-100 强(+)。

二、其他良性肿瘤及瘤样病变

(一)支气管炎性息肉

1.大体

支气管炎性息肉罕见,可发生于吸烟者、异物吸入者或哮喘患者。在支气管腔内呈息肉状,可致支气管狭窄,甚至阻塞。

2.光镜

多数由炎性肉芽组织构成;亦可为纤维上皮性息肉,即表面被覆正常支气管呼吸上皮,亦可有灶性鳞化,其下为纤维血管轴心。

(二)炎性假瘤

炎性假瘤(图 4-49)是一种位于肺实质、境界清楚的炎性增生性肿块,可从机化性肺炎进展为纤维组织细胞瘤,或进展为浆细胞肉芽肿(以往认为是炎性假瘤,现更名为炎性肌纤维母细胞瘤)。

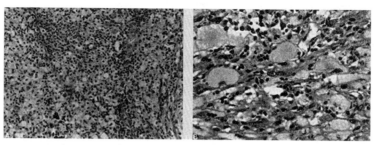

图 4-49　炎性假瘤

A.假瘤组织由梭形成纤维细胞、黄瘤细胞及炎细胞构成

B.瘤组织中见淋巴细胞、浆细胞浸润及泡沫细胞

1.临床表现

发病年龄 1～77 岁(近 60％的患者年龄低于 40 岁),性别无差异。胸部影像,常为孤立性块影,境界多清楚;亦可为多发,累及双肺和纵隔。

2.大体

典型的为孤立的、境界清楚但无包膜的圆形肺内肿块,少数境界不清。直径 0.8～36 cm(多为1～6 cm)。12％发生于支气管内,呈息肉状。

3.光镜

主要由慢性炎细胞和梭形间叶细胞(包括肌纤维母细胞、成纤维细胞和胶原纤维)以不同比例混杂而形成,呈车辐状排列,并可见灶性分布的泡沫细胞(黄色瘤细胞)和散在的 Touton 多核巨细胞,有的可见灶性骨化和钙化。

(三)所谓硬化性血管瘤

所谓硬化性血管瘤(图 4-50)是一种不少见的肺良性肿瘤,占良性肿瘤的 22％～32％,其组织发生未定,但又非血管源性肿瘤,故仍沿用习惯名称,即所谓硬化性血管瘤。近几年对此瘤的性质有了一些新的认识。

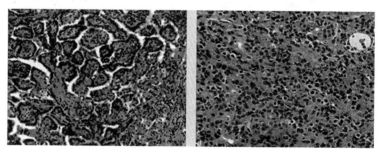

图 4-50　所谓硬化性血管瘤

A.瘤组织呈乳头状增生,表面被以明显增生的立方状肺泡上皮

B.实性区的瘤细胞呈圆形,弥漫排列,其间见肥大细胞

1.临床表现

此瘤多见于青年及中年妇女,平均年龄 46 岁(13～80 岁),右肺较左肺常见,尤以中叶和下叶为多。肿瘤位于肺的外周部,通常不引起症状,偶有咳嗽、胸痛或咯血。在 X 线胸片上,表现为一个孤立结节。连续照片观察,生长非常缓慢。4％～5％的病例为多结节性,亦有双侧者。

2.大体

此瘤为位于肺外周部境界清楚的结节状肿块,直径为 0.3~8.0 cm,大多<3.0 cm,色泽质地不等,从呈海绵状出血性病变到较实性的褐色或黄白色结节,质柔软或如橡皮样,结节内常见出血区,亦可见囊性变和钙化。如发生在段支气管周围,可长入支气管腔内呈息肉状。

3.光镜

此瘤位于肺实质内,无包膜,与肺组织分界清楚。其突出特征是组织形态多变,呈多样性,易误诊为其他癌瘤。此瘤的主要形态特点包括以下 4 种组织形态和 2 种肿瘤细胞(肺泡上皮及间质中的卵圆形细胞)。

(1)乳头状增生区:表面被覆肺泡上皮呈立方状或低柱状,在其间质中可见卵圆形瘤细胞。免疫组化及电镜观察证实乳头表面上皮为Ⅱ型肺泡上皮。偶见增生的肺泡上皮异型性显著呈不典型增生,或发生透明细胞癌,易误为恶性。

(2)实性细胞区:肺间质内实性细胞区大小不等,有的弥漫成片,其中主要是大小一致的上皮样瘤细胞,胞浆丰富,淡染或呈嗜酸性,有的胞浆透明,胞核圆形或卵圆形,呈泡状,有的可见核仁。此种瘤细胞多镶嵌排列,或呈小巢状,其间常见有多少不等的肥大细胞散在。

(3)肺泡出血区:有些区可见大的血液湖,即在扩大的腔隙内充满红细胞,犹如海绵状血管瘤。免疫组化证实为肺泡上皮而非内皮细胞。血液湖之间的间质中,亦可见上述瘤细胞存在。

(4)硬化区:瘤内小血管局灶性增生,血管壁常硬化,有的由于纤维化而管腔闭锁,其间亦可见瘤细胞包绕。大多数病例,4 种形态常混合存在,也可以某种形态为主。此外,部分病例的卵圆形瘤细胞可伴有神经内分泌分化,免疫组化及电镜观察均得到证实。

瘤组织内尚可见其他相伴随的或继发的变化,包括局灶性淋巴细胞浸润,局灶性黄色瘤细胞聚积,含铁血黄素及胆固醇结晶沉着,多核巨细胞或局灶性纤维化。个别病例间质中见少量脂肪组织,亦可有肉芽肿形成。

4.免疫组化

肺泡及乳头状结构的表面上皮:SP-A/B、Clara 抗原(+),AE1/AE3、CK-L、CEA(+),EMA、TTF-1(+),vimentin(−)。间质中的圆形细胞:SP-A、B,Clara 抗原(−),AE1/AE3、CK-L(−),EMA、TTF-1(+),vimentin(+);部分病例卵圆形瘤细胞可分别表达神经内分泌标记 CgA、Syn、NSE 及 GH、降钙素(CTN)、胃泌素(GT)等。

5.电镜

超微结构亦证实,卵圆形瘤细胞含有神经分泌颗粒。

近几年来,有学者将此瘤分别命名为乳头状肺细胞瘤,或硬化性肺细胞瘤。因构成此瘤的 2 种细胞,TTF-1 均呈阳性表达,而胎儿的原始肺上皮细胞显示 TTF-1 阳性,说明此瘤是来自肺原始上皮的一种肿瘤。

6.鉴别诊断

需要与乳头状腺瘤、乳头状细支气管肺泡癌和类癌相鉴别,重要的是这些肿瘤均无 2 种肿瘤细胞,乳头状者间质为血管纤维轴心,均无卵圆形瘤细胞;类癌又无乳头状的肺泡上皮,故不难鉴别。

（四）透明细胞瘤

透明细胞瘤亦叫"糖瘤"，和血管周细胞瘤（PEComa）为同一家族，因其瘤细胞胞浆内含有大量糖原而得名，较罕见，仅有个例报道。患者年龄 5～73 岁，以五六十岁老人居多，男女无差别，一般无症状，多偶然发现。

1.大体

肿瘤通常位于肺外周部，为境界清楚的结节，无包膜，直径 2～45 cm。较大者中心部可发生坏死。

2.光镜

瘤组织由胞浆透亮的大细胞构成，大小较一致，呈多角形、圆形或梭形，胞界清楚，胞浆有的呈嗜酸性颗粒状。因其胞浆内含有糖原，PAS 染色呈强阳性，对淀粉酶消化敏感。胞核圆形或卵圆形，居中，深染，分裂象无或罕见。瘤细胞多围绕薄壁血管呈片状分布，血管周围间质可有透明变性或钙化灶（图 4-51）。

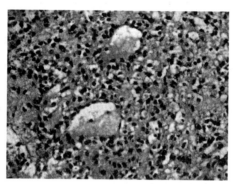

图 4-51　透明细胞瘤

瘤细胞呈透明状，其间富于薄壁血管

3.免疫组化

此瘤大多数病例抗黑色素细胞标记 HMB45 呈强阳性；S-100 呈局灶性阳性；NSE、Syn 及 Leu7 少数病例阳性；而 CK、EMA、GFAP 及 CgA 均阴性。新近认为，CD34 阳性有助于确定诊断。

4.电镜

发现多数病例的瘤细胞内见有发育不同阶段的黑色素小体。这些均提示肺透明细胞瘤显示黑色素细胞分化。这在与其他透明细胞肿瘤的鉴别上具有重要意义。

（五）颗粒细胞瘤

颗粒细胞瘤通常发生在皮肤、舌及喉部，亦可见于支气管，较罕见。患者多为中年人，可出现支气管局部阻塞症状。

1.大体

肿瘤突入气管或支气管腔内，呈息肉样，亦可多发。阻塞可致远端肺萎陷。

2.光镜

瘤细胞较大，呈多角形或梭形，胞浆丰富呈嗜酸性颗粒状或泡沫状，胞核小圆形或卵圆形，或轻度多形性(图 4-52)。PAS 染色瘤细胞呈阳性反应。

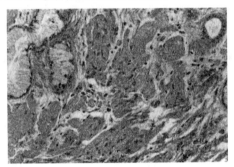

图 4-52　颗粒细胞瘤

支气管壁内瘤细胞呈嗜酸性颗粒状

3.免疫组化

S-100 蛋白、组织蛋白酶 B、髓鞘相关蛋白和 NSE 染色阳性。

4.电镜

此瘤的细胞来源一直不清,曾称为颗粒细胞肌母细胞瘤。现认为此瘤来自神经鞘细胞而非肌细胞。此瘤与神经鞘瘤之间在超微结构上有相似点:①两种肿瘤均见有含退变髓鞘的溶酶体(光镜下的颗粒状是由于巨大溶酶体之故)。②瘤细胞均有明显的细胞外基膜。③间质中均见有长间距胶原,即 Luse 小体。④胞浆内的带角小体含有微丝、微管及脂质。

(六)副节瘤

副节瘤亦名化学感受器瘤(化感瘤),少见。在临床上一般无症状。

1.大体

此瘤常位于肺外周部,为实性孤立结节,直径 1~4 cm,其形态与外周型类癌类似;亦可发生于支气管。但如肿瘤与动脉壁关系密切,则提示此瘤为副节瘤。

2.光镜

肿瘤的组织结构及细胞形态与其他部位的副节瘤如颈动脉体瘤相似,瘤组织呈巢,其间富于血窦(图 4-53);瘤细胞可见胞浆空泡及细胞在细胞内的包围现象。在细胞巢周边部有 S-100 阳性的支持细胞存在。

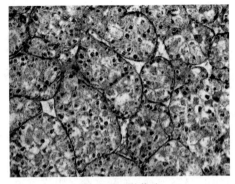

图 4-53　副节瘤

瘤组织呈实性巢,瘤细胞胞浆丰富,其间富于血窦

3.免疫组化

keratin 阴性(与类癌不同),神经内分泌标记(NSE、CgA、Syn、降钙素、VIP)及 S-100 蛋白、GFAP 可呈阳性。

4.鉴别诊断

首先要排除其他部位无原发性副节瘤,因副节瘤有恶性者,亦可发生转移至肺。此外,主要是与外周型类癌相鉴别。但鉴别较困难,因二者均属神经内分泌肿瘤。应用免疫组化及电镜观察,二者也有相同之处。不过,仔细观察光镜下各自的形态特点,并辅以免疫组化 CK 染色,还是可以鉴别的。类癌可有小梁状、腺样、菊形团结构,免疫组化 CK 呈阳性反应;而副节瘤 CK 阴性,细胞巢周边有 S-100 阳性的支持细胞存在,而类癌则无。

（七）脑膜瘤

脑膜瘤发生于颅外者罕见,而原发性肺脑膜瘤更为罕见。患者为年龄较大的成年人或老人,一般表现为无症状的孤立性结节,也有双肺多发性脑膜瘤的报道。

1.大体

肿瘤位于肺外周部实质内,为境界清楚的结节,直径 2～3 cm,呈灰褐色、实性。与支气管、血管及胸膜均无明显联系。

2.光镜

瘤组织呈移行型脑膜瘤结构,由梭形及卵圆形细胞混杂排列,有的梭形细胞排列成束,并可见富于细胞的上皮样细胞巢及旋涡状结构,有的伴有砂粒体,其间有少量胶原纤维。

3.免疫组化

肿瘤成分 CK、EMA、vimentin(＋),ER(－)、PR 58.3％(＋),可作为检测脑膜瘤预后良好的一个因子。

（八）胸腺瘤

原发性肺内胸腺瘤非常罕见。确诊之前,必须除外原发性纵隔胸腺瘤的存在。文献中仅有少数病例报道,患者年龄为 25～77 岁,放射影像及手术时,纵隔均无肿物。

1.大体

肺的胸腺瘤可分为肺门型和外周型两类。肺门型多见于左肺,外周型多见于右肺。多为单发孤立的结节,直径 1.7～12 cm(平均 3 cm),有包膜,亦可多发。肿瘤切面常为分叶状,可局部呈囊性。

2.光镜

瘤组织由具有特征性的胸腺瘤细胞成分构成,即由不同比例的上皮细胞和淋巴细胞相混合,被纤维组织带分隔成小叶状。

3.免疫组化

肿瘤的上皮细胞显示 keratin、EMA、vimentin 阳性,神经内分泌标记阴性。上皮成分 CD5 阳性,淋巴细胞 CD1a 阳性。

（九）畸胎瘤

肺的畸胎瘤极罕见,在确定诊断时,首先要排除肺外如卵巢、睾丸、纵隔等部位的畸胎瘤转移至肺的可能。患者可有咳嗽、咯血等症状,有的甚至咯出豆渣样物和毛发。影像学上,病变呈典型的囊性肿块,常有局部钙化。

1.大体

肿瘤直径 2.8～30 cm,大多呈囊性和多房性,很少有以实性为主者。囊腔常与支气管相通,囊内可含有毛发、皮脂;实性部分可见脂肪及骨组织等。

2.光镜

肺畸胎瘤的组织结构与其他部位者相同。大多数为成熟型,通常呈皮样囊肿表现,囊壁内衬角化的鳞状上皮,壁内见皮脂腺等;有的呈实性,由内胚层、中胚层及外胚层来源的各种不同的组织成分杂乱地混合构成,其中胰腺、胸腺组织常见。如某些组织成分分化不成熟,似胚胎性组织(如软骨组织、神经组织),则为不成熟型畸胎瘤,具有恶性潜能。

(十)透明变性肉芽肿

这是一种由透明变性胶原形成的结节性瘤样病变,可为孤立性或多发性,其发生机制尚不清,有的病例合并硬化性纵隔炎、腹膜后纤维化或 Riedel 甲状腺炎。

三、恶性软组织肿瘤

(一)纤维肉瘤

此瘤亦甚罕见,多见于成人,年龄为 23～69 岁,平均 49 岁。它和平滑肌肉瘤基本类似,可发生在支气管内或肺实质内。支气管内者可致咳嗽、呼吸困难及咯血,肺实质者大多无症状。有细针穿刺活检进行诊断的报道。

1.大体

支气管内者多在叶支气管或主干支气管内,一般较小,直径 1～3 cm,呈灰白色或橘红色息肉状或带蒂肿物,增大时也可累及肺实质;位于肺实质者,大小不一,直径 2～23 cm,境界清楚但无包膜,切面质硬呈灰白色或黄色,可有出血,有时可见大囊腔。

2.光镜

此瘤通常富于细胞,由梭形细胞构成,与平滑肌肉瘤有时区别困难,但纤维肉瘤的瘤细胞排列成人字形或呈宽的束,细胞境界不清,核呈长尖状,分裂象及坏死区可见,细胞之间有多少不一的胶原化间质。如分化较差,则更富于细胞,核分裂象易见,多者可达 8～40/10HPF,胶原纤维稀少。网织纤维染色显示网织纤维丰富,纤细的网织纤维围绕在各个细胞之间。如果在纤维肉瘤的背景上,有相当数量的浆细胞及淋巴细胞浸润,可称为炎性纤维肉瘤。

3.免疫组化

免疫组化有助于与其他恶性肿瘤如平滑肌肉瘤、恶性神经鞘瘤相鉴别。纤维肉瘤的瘤细胞只与vimentin呈阳性反应,而对平滑肌肉瘤呈阳性反应的 SMA 及对恶性神经鞘瘤呈阳性反应的 S-100 蛋白均为阴性。

4.鉴别诊断

(1)转移性肉瘤:最重要的一点是,转移性肉瘤远较原发性肉瘤多见。因此在确定纤维肉瘤的诊断前,必须除外其他部位的原发性肉瘤转移的可能性,特别是转移性纤维肉瘤、单相性滑膜肉瘤。单相性滑膜肉瘤的组织学表现与纤维肉瘤相似,如免疫组化 cytokeratin 弥漫强阳性。

(2)原发性肉瘤:包括平滑肌肉瘤、恶性神经鞘瘤,免疫组化和电镜有助于把它们区别开来。

(二)平滑肌肉瘤

肺原发性平滑肌肉瘤甚少见,平均年龄 50 岁(出生～83 岁),男女比例2.5：1。多数患者有疼痛、咳嗽、咯血、呼吸困难。手术切除后患者 5 年生存率为 50%,而 1/4 患者发病时已不能切除。国内有肺平滑肌肉瘤的个例报道。

1.大体

肿瘤多位于肺实质内,呈结节状,直径 2.5～15 cm 不等;此瘤也可发生在大支气管,肿瘤可突入腔内呈息肉样,可有囊性变,较大者常伴有出血、坏死,并可侵至肺实质。

2.光镜

其组织形态与发生在其他部位的平滑肌肉瘤相同,瘤细胞多呈梭形,胞浆红染,核呈卵圆形或长梭形,可见核分裂象。有的肿瘤可发生自血管平滑肌组织,可见瘤细胞主要环绕薄壁血管分布的特征,可称为血管平滑肌肉瘤。如平滑肌肉瘤的瘤细胞呈多形性,可称为多形性平滑肌肉瘤。如肿瘤直径＞5 cm,又富于细胞,分裂象可达 2～5/10HPF,并伴有出血、坏死,对判断为恶性有重要意义。

3.免疫组化

免疫组化与其他部位的平滑肌肉瘤相同,vimentin、actin、SMA、desmin 和平滑肌肌球蛋白可呈阳性表达。

4.鉴别诊断

转移性平滑肌肉瘤:如原发性平滑肌肉瘤的患者为女性,则应首先排除来自生殖道平滑肌肉瘤转移的可能性。

(三)横纹肌肉瘤

肺的横纹肌肉瘤更为罕见。可发生在儿童和成人,儿童的横纹肌肉瘤为实性或多囊性肿块,有时累及胸壁,大多数与胸膜肺母细胞瘤有关。成人的横纹肌肉瘤比儿童稍多见,大多数患者在 50 岁和 60 岁左右,男性稍多于女性。

1.大体

肿瘤为大的实性肿块,可累及一个以上肺叶,并侵及支气管血管结构。

2.光镜

肺横纹肌肉瘤的组织学表现与其他部位的横纹肌肉瘤相同,成人者多为多形性横纹肌肉瘤,小儿则为胚胎性横纹肌肉瘤。

3.免疫组化

与其他部位横纹肌肉瘤相同,可表达 MyoD1、myogenin、myoglobin、desmin、myosin、actin、vimentin。

(四)脂肪肉瘤

肺的脂肪肉瘤极罕见。故在诊断此瘤时必须首先排除转移性脂肪肉瘤的可能。因为身体其他部位如四肢、胸腹壁、腹膜后等处的脂肪肉瘤并不少见,可经血路转移至肺。

1.大体

可为单个或多个包块,切面可呈浅黄色,有油腻感。

2.光镜

其组织结构特点与软组织的脂肪肉瘤相同,可表现为黏液脂肪肉瘤、多形性脂肪肉瘤等。

（五）上皮样血管内皮瘤

此瘤多见于青年成人,大多为女性。多数患者临床上表现为轻度咳嗽和呼吸困难,进行性肺功能不全。最初将此瘤认为是细支气管肺泡癌的一个亚型,后经免疫组化及电镜观察,显示此瘤是由内皮细胞构成,故认为是肺型上皮样血管内皮瘤。

1.大体

在肺内的典型表现是具有软骨样外观的多发结节,1/3 的病例表现为孤立结节。多数肿瘤直径<1 cm,切面为实性、灰白色似软骨的透明样结节,有的可伴有钙化。

2.光镜

病变为界限清楚的嗜酸性结节,中心可见类似淀粉样变或软骨瘤的透明变性或凝固性坏死。结节周围细胞成分较多,位于黏液软骨样基质中的细胞团可伸入肺泡腔、细支气管、血管和淋巴管。瘤细胞具有突出的上皮样特征,类似上皮细胞、组织细胞或蜕膜细胞,胞浆丰富呈嗜酸性或明显的胞浆内空泡。细胞核圆形,偶见单个胞浆小泡,被认为是血管腔分化(图 4-54)。有些肿瘤显示中度细胞不典型性、坏死,可见分裂象,这时需要与血管肉瘤及分化差的癌鉴别。有时可见钙化。

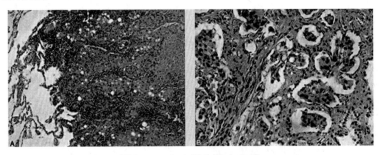

图 4-54　上皮样血管内皮瘤

A.肺实质瘤组织呈结节状,瘤细胞见有大小不等的空泡,伴凝固性坏死

B.瘤组织充满肺泡腔,呈上皮样实性巢

3.免疫组化

肿瘤细胞 CD34、CD31、Fli-1、F8 和 vimentin 阳性,而 cytokeratin 一般阴性。

（六）血管肉瘤

肺的血管肉瘤极罕见,可为单个或多数包块,患者可伴有呼吸困难及咯血。虽然肺可能是最初发病的部位,但大多数肺的血管肉瘤表现为转移性的,其原发部位是心脏、心包脏层、乳腺、肝、脾、肾、肾上腺、骨及脑等。患者平均年龄 45 岁(5～71 岁)。

1.大体

原发及转移性血管肉瘤呈出血性结节,累及肺或胸膜,周围肺组织可见不等量的出血。

2.光镜

其特点是瘤组织与其他部位的血管肉瘤相似,由不典型内皮细胞形成大小不等、形状不规则的血管腔隙,偶尔呈实性梭形细胞或上皮样细胞结节,在肺实质内弥漫浸润。瘤细胞异型性明显,分裂象易见,可有出血与坏死。

3.免疫组化

内皮细胞的标记如第Ⅷ因子、CD31、CD34、UEA 等可呈阳性表达。

4.鉴别诊断

鉴别诊断包括 Kaposi 肉瘤、弥漫性肺淋巴管瘤和血管瘤病、肺毛细血管瘤病、转移性肺动脉肉瘤结节、上皮样血管肉瘤等。

(七)Kaposi 肉瘤

此瘤亦名多发性特发性出血性肉瘤,其发生一般与机体免疫状态有关,特别是免疫功能低下者。如在 AIDS 患者易并发 Kaposi 肉瘤,可发生在皮肤、淋巴结、肠道及其他内脏器官,但肺的 Kaposi 肉瘤极罕见。它也可能是多发性瘤灶的局部表现之一。

1.大体

呈出血性结节。

2.光镜

与其他部位者相同,在肺实质中瘤组织亦由增生的毛细血管及纵横交错的梭形细胞构成,梭形细胞之间可见红细胞及透明小体。瘤细胞分化较好,分裂象不多见。瘤组织可向周围肺间质浸润生长,故可见残留的肺泡,腔内可见吞噬了含铁血黄素的巨噬细胞。

(八)恶性血管外皮细胞瘤

此瘤发生在肺亦较罕见,大多数患者为 50～69 岁,男女性发病相等,常见症性是咯血及胸痛,近半数无症状,常规胸片检查时发现。

1.大体

在肺实质内大多为孤立性包块,一般直径 2 cm 左右,最大者直径可达16 cm,可见出血及坏死。有的也可为多数结节。

2.光镜

主要特征是肿瘤内薄壁血管丰富,卵圆形或短梭形瘤细胞围绕血管分布,呈旋涡状或车辐状排列,偶可见多核巨细胞,核分裂象少见。网织纤维染色显示,瘤细胞间网织纤维丰富,且以血管为中心呈放射状分布,有助于诊断。

此瘤为潜在恶性,如肿瘤＞8 cm,侵至胸膜及支气管,出现瘤巨细胞及坏死,核分裂象多于3/10HPF,则具有侵袭性生物行为。

3.免疫组化

肿瘤细胞 vimentin 呈现不同程度阳性,但 actin 和 desmin 阳性者少见,且只呈局部阳性。肿瘤对第Ⅷa 因子和 HLA-DR 也呈阳性,CD34 可有散在反应。

(九)恶性纤维组织细胞瘤

见图 4-55。此瘤是老年人最常见的恶性软组织肿瘤。最常累及四肢、腹膜后、躯干,肺的恶性纤维组织细胞瘤亦甚罕见。

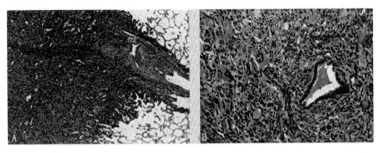

图 4-55　恶性纤维组织细胞瘤

A.瘤组织在肺实质内浸润性生长,右上见血管内瘤栓

B.在细支气管周围的瘤组织,可见成纤维细胞、瘤巨细胞及炎细胞浸润

1.临床表现

发病年龄 41～75 岁,最常见于 60～70 岁,男女比例大致相等。2/3 患者有咳嗽、胸痛、气短、咯血和体重减轻。60%～70%的患者有复发或转移。

2.大体

肿块一般在肺实质内或胸膜下,为孤立性肿块,直径为 2～10 cm,常见黄色坏死灶,少数情况出现空洞。

3.光镜

肿瘤可呈分叶状向周围肺组织生长。其组织形态与发生在身体软组织者相似,组织形态多样,呈车辐状、束状、多形性,排列不一。细胞成分有成纤维细胞样的卵圆形和梭形细胞,有不典型性的组织细胞样细胞及不规则形的黄瘤细胞,还有多形性的单核和多核巨细胞。淋巴细胞和浆细胞常散在于瘤细胞之间,中性粒细胞可存在于坏死周围。偶尔可见明显的黏液样基质或多量弥漫的中性粒细胞(炎症亚型)。核分裂象易见(可多至 48/10HPF),包括不典型核分裂象,广泛坏死常见。

4.免疫组化

肿瘤细胞 vimentin、α_1-AT 和 α_1-ACT 阳性,而 keratin、EMA、CEA、S-100、desmin、myoglobin 阴性。

5.鉴别诊断

(1)转移性恶性纤维组织细胞瘤:原发于软组织转移至肺的恶性纤维组织细胞瘤明显多于肺原发性恶性纤维组织细胞瘤,故在诊断时应首先排除转移性恶性纤维组织细胞瘤的可能。

(2)炎性假瘤的纤维组织细胞型:此病变缺乏恶性纤维组织细胞瘤的异型性,包括核染色质深、多形性、奇异的多核细胞,以及坏死和核分裂象。如肿瘤坏死＞15%,核分裂象多于 3/50HPF,则支持恶性纤维组织细胞瘤的诊断。

(十)骨肉瘤

肺的原发骨肉瘤罕见,文献报道不足 10 例。诊断骨肉瘤之前必须除外转移性骨肉瘤及其他伴有骨形成的转移性肿瘤(如子宫内膜癌肉瘤)、胸壁原发性骨肉瘤侵及肺、骨肉瘤性间皮瘤累及肺。

1.临床表现

患者均为成年人,年龄 35～83 岁,发病率男女几无差别。患者可有咳嗽、呼吸困难、胸痛、咯血或肺炎史。

2.大体

肿瘤较大,可位于中央或外周部,为孤立性肿块,境界清楚,最大者直径可超过 16 cm。

3.光镜

其他部位的骨肉瘤一样,瘤组织中有肿瘤性骨或骨样组织,虽然在其他区域有其他成分,如软骨肉瘤或恶性纤维组织细胞瘤存在。

(十一)软骨肉瘤

肺的软骨肉瘤罕见,平均年龄 55 岁。肿瘤位于主支气管和肺实质者几乎相等。多数患者有非特异性症状,咳嗽、胸痛及呼吸困难。位于支气管者较早可出现阻塞症状。

1.大体

肺原发性软骨肉瘤与发生在其他部位者相似,肉眼观察难以区分其良、恶性。在肺实质者较支气管者为大。此瘤生长缓慢,切除后可局部复发,胸外转移不常见。

2.光镜

其组织形态和其他部位者相同,也可见黏液样软骨肉瘤结构。在确定诊断前应除外转移性软骨肉瘤、软骨瘤、上皮样血管内皮细胞瘤、胸膜肺母细胞瘤伴有软骨肉瘤灶、原发性及转移性癌具有软骨样特征,以及伴有软骨肉瘤分化的间皮瘤。

(十二)滑膜肉瘤

肺的滑膜肉瘤罕见,通常发生在青年到中年成人,无性别差异。常见表现是咳嗽,可伴有咯血,其次是胸痛。低度发热和体重减轻少见。

1.大体

常为外周型实性肿块,界限清楚,无被膜。直径介于 0.6～17 cm(平均 5.6 cm);少数病例可累及气管支气管树,在支气管内形成肿块。偶尔肿瘤弥漫浸润至胸壁或纵隔。肿瘤切面可显示囊性变和坏死。

2.光镜

与发生在软组织的滑膜肉瘤相同,可有双向型和单向型之分。单向型由卵圆形、梭形细胞构成,相互交织、密集成束,可伴以黏液样区,并显示明显的血管周细胞瘤的结构,以及局灶性少量致密透明变的纤维化区。双向型由上皮和梭形细胞成分二者组成。上皮区含有裂隙样的腺样间隙,伴有散在的管状-乳头状分化。细胞呈立方形,胞浆中等呈嗜酸性,核圆形,染色质呈颗粒状,偶见核仁,核分裂象多见(5～25/10HPF)。瘤组织大多有局灶性坏死,也可见钙化及肥大细胞浸润。

3.免疫组化

大多数双相型滑膜肉瘤表达 CK、EMA,但 EMA 表达比 CK 更常见、更广,上皮细胞比梭形细胞染色强度更显著。在单向型病变中的梭形细胞,可表达 CK7 和 CK19,而在其他类型梭形细胞肉瘤一般为阴性,故在鉴别诊断上特别有用。vimentin 通常在梭形细胞表达,30%以上的肿瘤亦表达 S-100(核及胞浆),有的可灶性表达 calretinin 及 SMA。另外,Bcl-2 及 CD99 通常为阳性,CD34、desmin 阴性。

4.遗传学

滑膜肉瘤的细胞遗传学标志是 t(X;18)(pll;qll)。这种易位通常导致 18 号染色体上的 SYT 基因与 X 染色体上的 SSX1 基因或者 SSX2 基因融合。90％以上的滑膜肉瘤都发现有此易位。

(十三)肺动脉肉瘤及肺静脉肉瘤

见图 4-56。肺动脉肉瘤是一种少见肿瘤,只有几百例报道,发病率不清,因许多病例术前被误诊为肺动脉血栓,如果不做组织学检查就仍不能确诊。

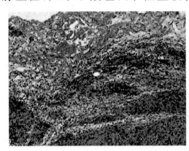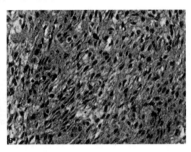

图 4-56 肺动脉肉瘤

A.在黏液样背景上梭形瘤细胞显著增生。

B.瘤组织由梭形细胞构成,呈成纤维细胞分化,细胞间有胶原纤维

1.临床表现

诊断时平均年龄 49.3 岁(范围 13～81 岁),性别无差异。最常见的症状是气短,其次为胸背痛、咳嗽、咯血、体重降低、不适、晕厥、发热和罕见的猝死。这些临床表现通常与慢性血栓疾病不能区别。

肺静脉肉瘤远比肺动脉肉瘤少见,已报道病例少于 20 例。多在女性发生,年龄范围 23～67 岁(平均 49 岁)。最常见的表现是呼吸困难、咯血和胸痛。大多数病例的临床印象是发生在左心房或肺的肿瘤。

2.大体

肺动脉肉瘤最常见于右肺动脉、左肺动脉、肺瓣膜,最少见的是右心室流道,但也可双侧肺动脉受累。肿瘤表现为在血管腔内随血管分支呈分支状的黏液样或胶样凝块。肺静脉肉瘤一般呈肉褐色,阻塞受累的肺静脉,大小为 3.0～20.0 cm。可侵犯静脉壁而累及其周肺实质。

3.光镜

在组织形态上,肺动脉肉瘤可分为内膜肉瘤和管壁肉瘤 2 型。内膜肉瘤在腔内呈息肉状生长,表现为在黏液样背景上梭形细胞增生与细胞少的胶原化间质相交替,梭形细胞显示成纤维细胞性或肌纤维母细胞性分化;管壁肉瘤则显示较分化的肉瘤灶,可有骨肉瘤、软骨肉瘤或横纹肌肉瘤。大多数肺静脉肉瘤显示平滑肌分化,因此相当于平滑肌肉瘤,可见核分裂象及坏死。

4.免疫组化

肺动脉肉瘤 vimentin 呈强阳性,也可表达 SMA。当显示平滑肌或血管分化时,也可表达

desmin 或内皮细胞标记。肺静脉肉瘤对 vimentin、desmin 和 actin 呈阳性表达。40％病例可异常表达 keratin。

四、其他恶性肿瘤

(一)恶性黑色素瘤

肺的原发性黑色素瘤极罕见,国外报道及文献复习共有 20 例,患者均为白种人,无性别差异。故在诊断肺原发性黑色素瘤时要特别慎重,应密切联系临床,首先要排除潜在的皮肤黑色素瘤转移至肺的可能性。肺的黑色素瘤常发生在支气管黏膜,以大支气管为多,也可发生在外周小支气管,与近端大支气管没有联系。可来自胚胎期支气管黏膜上皮间迷离的黑色素母细胞。

1.光镜

无论中央型还是外周型,均在肺实质形成肿块,与支气管紧密相连。瘤组织在支气管黏膜上皮下浸润生长,并侵至肺实质,充满肺泡腔内。其瘤细胞形态结构与身体常见部位者相同,瘤细胞含黑色素者较少。故应仔细观察,寻找含黑色素的瘤细胞,以便确诊。也可借助免疫组化明确诊断。

2.免疫组化

瘤组织 HMB45、Melan A、vim 等(＋)。

(二)绒癌

肺的原发性绒癌甚罕见。鉴于子宫原发性绒癌不少见,且常表现为早期的血行转移,以肺转移最为多见(约 55.9％)。因此,诊断肺的原发性绒癌更要十分谨慎,必须从各方面排除转移性绒癌的可能,始可做出诊断。

1.大体

肺的原发性绒癌的大体形态表现,与转移性者无差异,癌组织亦有明显的出血、坏死。

2.光镜

癌组织的形态特点与其他原发部位的绒癌相同,由细胞性滋养叶细胞和合体性滋养叶细胞混合构成,常有大片出血、坏死。

3.免疫组化

癌组织 HCG(＋)。

第三节　转移性肿瘤

肺是转移性肿瘤最常见的部位,20％～50％的患者死于肺外实体肿瘤肺转移,而其中15％～25％的患者,肺脏是其唯一的转移灶。有些肿瘤,像恶性黑色素瘤、某些肉瘤(尤因瘤、骨肉瘤、横纹肌肉瘤)、肾细胞癌、睾丸肿瘤(生殖细胞瘤)、子宫绒毛膜癌、乳腺癌、前列腺癌和甲状腺癌有肺转移的特殊倾向性。

一、大体形态

大多数转移性肿瘤位于肺外周部,其大体形态有:多发性结节、孤立性结节、胸膜转移、支气管腔内转移,其中以多发性结节最为常见。镜下,还可见血管癌栓,或广泛累及肺淋巴管(即所谓的淋巴管癌病)(图 4-57)。转移性肿瘤的生长方式主要是在间质内播散,4%可伴有囊性变;也可沿着肺泡腔表面生长扩散,貌似细支气管肺泡癌结构。

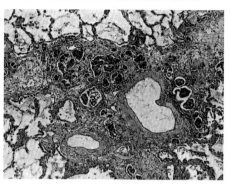

图 4-57　肺淋巴管癌病

肺小动脉周围的淋巴管内,充满转移性癌栓

二、组织形态

(一)转移性癌

肺转移癌的组织形态有时与肺原发癌相类似,需要认真鉴别。以下组织细胞学特征可帮助识别肺转移癌。

1.具有鳞癌组织结构的转移癌

肺外(食管、宫颈等)鳞癌转移至肺者较少见,远比腺癌为少。常位于肺外周部,呈单个或多个结节。镜下癌组织形态与原发癌基本相同,有的较原发性鳞癌有较明显的角化,而支气管黏膜上皮无不典型增生或原位癌的表现(图 4-58)。

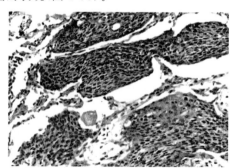

图 4-58　转移性食管鳞癌

癌组织在肺泡内生长,癌细胞多呈梭形,少数有角化

2.具有腺癌组织结构的转移癌

诊断肺转移性腺癌,在临床上,患者须有肺外器官的腺癌史。转移性腺癌较常见者有胃腺癌、大肠腺癌、乳腺癌、前列腺癌、胰腺腺癌、涎腺腺样囊性癌(图 4-59)、子宫内膜腺癌等,甲状

腺癌有的亦可转移至肺。这些转移性癌均分别具有与原发性腺癌基本相同的组织形态特点，诊断时应结合临床病史，并复查原发癌切片。此外，在原发性肺腺癌组织中常有炭末沉着，此点有助于与转移性腺癌相鉴别。必要时，可进行免疫组化或电镜观察。

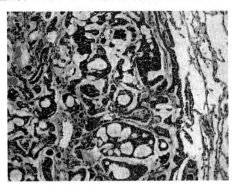

图 4-59　转移性腺样囊性癌

癌组织呈腺样、筛状及条索状

3.具有透明细胞组织结构的转移癌

肺原发性透明细胞癌的诊断，首先要排除转移癌的可能。有透明细胞结构的转移癌，首先要考虑肾透明细胞癌，因为 2% 的肾癌患者在未发现原发癌之前即可有孤立的肺转移。此外，还应考虑甲状腺透明细胞癌、透明细胞肝癌及恶性透明细胞肌上皮瘤的转移。总的来说，原发癌的组织成分常不十分单纯，或多或少伴有鳞癌或腺癌成分。转移癌则各具有不同的组织形态特征，较为单纯。必要时，可借助免疫组化和电镜帮助鉴别。

4.具有乳头状结构的转移癌

无论是肺的原发癌还是转移癌，有乳头状结构者较多。转移癌可来自结肠、胰腺、卵巢、甲状腺、涎腺、乳腺、前列腺及肾的癌。应结合病史，并从各种癌的组织结构特点上加以鉴别，也可辅以免疫组化观察。

5.其他

肝细胞癌经血道可转移至肺，较多见，约占肝外器官转移的 90%，多表现为肺内小血管的癌栓；如为转移性结节，可弥漫分布于各叶肺，其直径 <1 cm。其镜下形态与原发癌类似，具有肝细胞癌的特征。

（二）转移性肉瘤

身体各处软组织及骨、软骨组织发生的肉瘤，常见的是血行转移，故各种肉瘤均可发生肺转移。

1.转移性软组织肉瘤

较常见的转移性软组织肉瘤有滑膜肉瘤（图 4-60）、平滑肌肉瘤、横纹肌肉瘤、脂肪肉瘤、纤维肉瘤、腺泡状肉瘤等。这些转移性肉瘤的组织形态特点与原发部位的各种肉瘤基本相同，在诊断时结合临床病史一般并不困难。但要注意与肺的原发性肉瘤相鉴别，因上述这些肉瘤均可原发于肺，只有排除了转移性肉瘤的可能，始可诊断为原发性肉瘤。

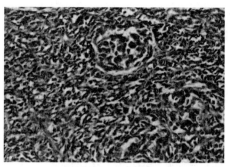

图 4-60　**转移性滑膜肉瘤**

瘤组织呈上皮及间叶双相分化特征

2.转移性骨及软骨肉瘤

特别是骨肉瘤常可早期转移至肺,但也有术后十多年始发生肺转移者(图 4-61)。软骨肉瘤(图 4-62)、骨巨细胞瘤也可转移至肺。

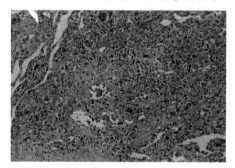

图 4-61　**转移性骨肉瘤**

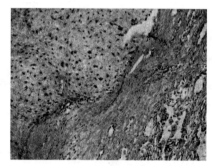

图 4-62　**转移性软骨肉瘤**

实质中的软骨肉瘤由黏液软骨构成,

右下见肺组织

（三）其他转移性肿瘤

肺的其他转移性肿瘤主要有绒癌、黑色素瘤、胸腺瘤等,其组织形态特点与原发部位的肿瘤相同,结合临床病史,诊断一般并不困难。

第五章 消化系统肿瘤的病理诊断

第一节 食管肿瘤

一、食管癌

食管癌是常见的恶性肿瘤之一,遍及世界各地,但其地理分布极不平衡,国内国外都有一些集中高发区和相对高发区。我国是食管癌的高发国,国内高发区主要分布在太行山区、秦岭地区和闽粤交界地区等处。从中国东北经前苏联中亚细亚到土耳其、伊朗北部为一带状高发地带。我国食管癌好发年龄为40~60岁,国外报道为50~70岁。男性多见,男女比例从2∶1~20∶1不等,平均4∶1。患者的主要症状为哽噎、吞咽困难、胸骨后或剑突下痛,少数可伴高钙血症。

食管癌好发部位为食管中段,其次为食管下段,食管上段最少。主要病因因素如下。①饮食习惯和食物因素:高发区居民喜食高热、粗糙和质硬的食物,酗酒和吸烟亦有一定的影响。②亚硝胺和真菌毒素。③其他病因因素有土壤中微量元素如:钼、铁、锌、氟、硅等的缺乏以及可能存在的遗传因素等。

早期食管癌的定义是指癌组织位于黏膜下层以上,同时不能有局部淋巴结转移。如癌局限于上皮内称为原位癌或上皮内癌,如癌已浸入肌层则为中期食管癌。晚期食管癌是指癌已浸透肌层达外膜或外膜外组织。

(一)大体

早期食管癌可看不出病变或仅黏膜粗糙、糜烂或呈斑块乳头状隆起,以糜烂和斑块状为多见。中晚期食管癌的大体类型有以下几种。

1.髓样型

肿瘤在食管壁内浸润性生长,使管壁弥漫性增厚,表面可形成浅溃疡,切面增厚的食管壁灰白色、均匀、质软。

2.息肉蕈伞型

肿瘤形成卵圆形或扁平肿块,或呈蘑菇样肿物突入食管腔,表面都有浅溃疡。

3.溃疡型

肿瘤形成大小不一、深浅不等的溃疡,溃疡边缘隆起,底部凹凸不平。

4.缩窄型

癌组织浸润性生长处伴明显的纤维组织反应,使食管明显变硬,管腔狭窄(环形缩窄),切面肿瘤处食管壁增厚,灰白色,条纹状。

以上各型中髓样型最多见,占60%左右,其次为息肉蕈伞型和溃疡型,缩窄型最少。WHO(2010年)分类将上述息肉蕈伞型分为0~Ⅰ型;溃疡型分为Ⅱ型(进展型);髓样型及缩窄型分为Ⅳ型(进展型)。

(二)光镜

90%的食管癌为不同分化程度的鳞癌。根据分化程度鳞癌可分为高分化、中分化和低分化,高分化鳞癌有明显的角化珠(癌珠)形成,癌细胞胞浆丰富,核分裂少。低分化鳞癌癌细胞分化差,多数已无鳞状上皮的排列结构,癌细胞异型性明显,核分裂多见。中分化鳞癌的组织形态介于高分化和低分化鳞癌之间。其他组织学类型的癌如下。

1.腺癌

腺癌占食管癌的5%~10%,主要发生在Barrett食管(图5-1),而且癌旁的Barrett食管黏膜上皮常伴不同程度的异型增生。腺癌的形态与胃肠道腺癌同。

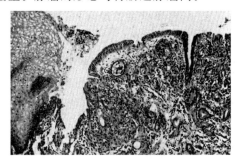

图5-1　Barrett食管腺癌

2.疣状癌

疣状癌呈粗大乳头状生长,鳞状上皮分化好,表面有角化不全和角化过度,底部呈膨胀性生长,浸润常不明显,这种癌可误诊为良性。

3.腺样囊性癌

腺样囊性癌形态与涎腺相应肿瘤相同。

4.基底细胞样鳞癌

基底细胞样鳞癌是一种恶性度较高的癌,好发于食管上段,老年男性多见,癌细胞形成实性或筛状小叶、小腺样结构,可有粉刺状坏死,同时可见通常的鳞癌区(图5-2)。

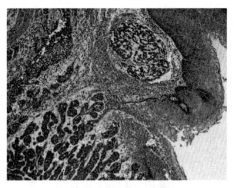

图5-2　基底细胞样鳞癌

5.黏液表皮样癌

其恶性度较低,形态与涎腺的黏液表皮样癌同。

6.腺鳞癌

癌组织具有明确的鳞癌和腺癌成分,而且二者混合存在。

7.神经内分泌癌

神经内分泌癌包括类癌和小细胞未分化癌,食管类癌(神经内分泌肿瘤)极罕见,主要为小细胞神经内分泌癌。肿瘤较大,直径＞4 cm,可位于食管的任何部位,但以中段多见。组织学形态与肺内相应的癌同,瘤细胞可形成菊形团,有腺样或鳞状细胞分化,甚至有灶性黏液分泌。

（三）免疫组化

显示 Chromogranin A、CD56、synaptophys-in 等神经内分泌标记均阳性,并可有异位激素如 ACTH、calcitonin、VIP 和 5-HT 等分泌。

（四）电镜

神经内分泌颗粒直径 80～200 nm。此癌恶性度高。

（五）癌前病变

食管癌癌前病变以往称为食管鳞状上皮不典型增生,现称为上皮内肿瘤或称为异型增生。上皮内肿瘤根据病变程度可分为低级别(LGIEN)和高级别(HGIEN),如上皮全层均有病变可称原位癌,30％的食管癌癌旁有原位癌。约 1/4 的鳞状上皮 HGIEN 可发展成癌。HGIEN 和原位癌不是浸润性癌的向侧侧延伸,而是作为癌的原发起点,由此发展成浸润性癌。

（六）浸润转移

1.直接浸润蔓延

食管上段癌可侵入喉、气管、甲状腺和颈部软组织。中段癌可侵犯纵隔大血管、支气管、肺、胸膜、心包和脊椎等。下段癌常累及贲门、横膈和肝左叶等处。直接蔓延以上段癌最多见(60％),下段癌最少(30％)。

2.淋巴管转移

食管有丰富的淋巴管,所以淋巴结转移率高。根据食管淋巴引流,上段癌常转移至食管旁、喉后、锁骨上、颈深部和上纵隔淋巴结。中段癌转移至食管旁和肺门淋巴结。下段癌转移至食管旁、贲门周、胃左和腹腔淋巴结,亦可通过黏膜下淋巴管转移至胃黏膜下。

3.血行转移

主要见于晚期患者,可转移至全身,但以肝、肺和肾上腺为多见。

（七）分子病理

TP53 基因(17p13)的突变和过表达在食管癌中检出率很高,TP53 被认为是食管癌发生、发展中重要的遗传事件。20％～40％食管鳞癌 cyclin D1(11q13)扩增,这种鳞癌常常保留有 Rb 基因的表达。

（八）预后

早期食管鳞癌手术后 5 年存活率可达 90％,中晚期癌手术后 5 年存活率仅 10％～30％。

二、食管癌肉瘤

食管癌肉瘤又称肉瘤样癌、鳞癌伴梭形细胞间质、假肉瘤、梭形细胞癌、息肉状癌、化生性癌等。此癌常长成息肉状。有一长短不等的蒂,突向食管腔。肿瘤由肉瘤成分和癌(鳞癌、腺癌或未分化癌)混合而成。肉瘤和癌的比例,不同病例不同。表面常为溃疡面或灶性被覆原位癌或鳞癌,肉瘤成分多数像恶性纤维组织细胞瘤并可向软骨、骨或横纹肌分化,有关此瘤的性质始终有不同意见。有认为此瘤基本上是癌伴肉瘤间质,因免疫组织化学显示肉瘤成分部分亦为 keratin 阳性,电镜下大部分肉瘤细胞具肌纤维母细胞或其他间充质细胞的超微结构,更重要的是此瘤有与食管癌完全不同的生物学特性:①肿瘤总是呈息肉状生长。②此瘤的转移灶多数为纯肉瘤成分。③预后好,5 年存活率达 50%以上。

三、恶性黑色素瘤

好发于食管中段和下段。老年人多见。肿瘤常呈灰色或黑色息肉状肿物突入食管腔。

(一)光镜

瘤细胞呈上皮样、梭形、二者混合或多形性,黑色素一般较多,所以诊断不困难。

(二)电镜

有多量黑色素小体。食管原发性恶性黑色素瘤周围黏膜鳞状上皮常显交界活性或有散在卫星状瘤结节。有些病例瘤周黏膜有灶性或弥漫性黑变。此瘤恶性度高,预后差。

四、间充质肿瘤

(一)平滑肌瘤

平滑肌瘤是食管最常见的非上皮性良性肿瘤,半数患者无症状,有症状者主诉为吞咽困难和胸部不适,下段较上段食管多见,通常为单发亦可多发,肿瘤形成息肉或巨块突入管腔,表面黏膜光滑或有溃疡形成,或呈哑铃状部分突入管腔,部分突至食管外;或呈扁平形主要是壁内生长的肿物。肿瘤切面界限清楚,灰白色编织状,常伴钙化,光镜所见与身体其他部位的平滑肌瘤同。食管平滑肌肉瘤少见,体积一般较大,质软。切面常有出血坏死。光镜下瘤细胞密集,核分裂可见或多见。分化好的平滑肌肉瘤与平滑肌瘤有时很难鉴别。由于消化道平滑肌肿瘤的生物学行为较发生于子宫者恶性度高,所以对于食管平滑肌肿瘤核分裂>2/10HPF 者均应作平滑肌肉瘤处理为妥。

一种罕见的弥漫性平滑肌瘤病主要见于青少年,累及食管的一段,有时可累及食管和胃。病变处食管狭窄。

光镜下:食管壁平滑肌弥漫增生,呈旋涡状。增生的平滑肌间夹杂多量纤维组织,神经和血管成分亦增生并有淋巴细胞和浆细胞浸润,使食管壁弥漫性增厚。这种病变可能是一种畸形而非肿瘤。

(二)胃肠道间质肿瘤(GIST)

食管 GIST 罕见,占食管间充质肿瘤的 10%~20%,多数为食管远端腔内肿物,造成吞咽困难。多数 GIST 为梭形细胞肿瘤,呈肉瘤样结构,有一定量核分裂。有时可呈上皮样,形态及免疫组化与胃 GIST 相同。

五、其他肿瘤和瘤样病变

(一)鳞状上皮乳头状瘤和腺瘤

两者均罕见。鳞状上皮乳头状瘤为外生性乳头状肿物。

光镜下:鳞状上皮分化好,无异型性。由 HPV 引起的乳头状瘤可见凹空细胞。腺瘤只见于 Barrett 食管。腺瘤的大体和光镜形态与发生于胃和肠的腺瘤同。

（二）纤维血管性息肉

纤维血管性息肉亦称纤维性息肉、炎性纤维性息肉或炎性假瘤。可发生于食管的任何部位，以食管上段多见。体积可很大，致使食管腔显著扩张。息肉有一长蒂附着于食管壁。

1.大体

息肉呈分叶状，表面粉白色光滑，偶有浅溃疡形成。

2.光镜

息肉由水肿的纤维结缔组织构成，其中含不等量的成熟脂肪组织和丰富的薄血管，息肉表面被覆有鳞状上皮。

（三）颗粒细胞肿瘤

胃肠道发生的颗粒细胞肿瘤以食管最多见。肿瘤为单发或多发黏膜下肿物，表面有完整的鳞状上皮黏膜被覆，上皮可呈假上皮瘤样增生。瘤细胞胞浆丰富，嗜酸性颗粒状。瘤细胞排列成索或巢。恶性颗粒细胞肿瘤很罕见。近年根据电镜和免疫组织化学研究的结果认为颗粒细胞肿瘤来自神经周细胞。

（四）其他肿瘤

文献中报道的食管肿瘤还有毛细血管瘤、血管外皮瘤、神经纤维瘤、淋巴瘤、浆细胞瘤、横纹肌肉瘤、滑膜肉瘤、软骨肉瘤和骨肉瘤等。原发性食管的淋巴瘤极罕见，常常是邻近器官的累及。食管淋巴瘤最常见的类型为弥漫性大B细胞淋巴瘤及MALToma。

六、转移瘤

食管的转移瘤可由肺、甲状腺、喉和胃的肿瘤直接累及，或经淋巴管血管转移至食管，如来自睾丸、前列腺、子宫内膜、肾和胰腺的恶性肿瘤，各种白血病和淋巴瘤均可累及食管。

第二节　胃肿瘤及瘤样病变

一、胃腺瘤和息肉

（一）胃腺瘤（肿瘤性息肉）

多数位于胃窦，体积较大，单个，广基或有蒂（图5-3），来自肠上皮化生的腺上皮。外形像结肠的腺管状腺瘤、绒毛状腺瘤或绒毛腺管状腺瘤。

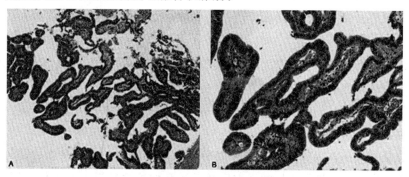

图 5-3　胃腺瘤

光镜下:腺瘤上皮显示不同级别的异型增生,上皮内有散在的神经内分泌细胞。腺瘤可癌变,特别是高级别异型增生和直径>2 cm者易发生癌变,但癌变率较低,仅3.4%。

(二)增生性(再生性)息肉

来自增生的腺窝上皮。体积一般较小,直径1 cm左右,常为多发,有蒂或广基,表面光滑,略呈分叶状。多发的增生性息肉常集中于胃体胃窦交界处。

光镜下:息肉表面为增生肥大的腺窝上皮构成的大型腺管,中心部为增生的幽门腺或胃体腺,夹杂血管纤维平滑肌组织,深部腺体常呈囊性扩张。增生的腺体上皮无异型性。有些增生性息肉中心可见由表面上皮内褶成洋葱皮样结构。增生性息肉无癌变倾向。

(三)混合型息肉

混合型息肉,即腺瘤和增生性息肉的混合型。

(四)胃底腺息肉

胃底胃体黏膜形成多发性广基息肉状隆起,直径一般<5 mm。息肉内有被覆胃底腺上皮即含有壁细胞和主细胞的囊肿,表面腺窝短或缺如。这种息肉表面被覆单层腺窝上皮。

(五)幽门腺息肉

幽门腺息肉由紧密排列的幽门腺构成,腺上皮立方或短柱状,表达幽门腺黏液(MUC6)。

(六)炎性纤维样息肉

炎性纤维样息肉又名嗜酸细胞肉芽肿性息肉。这种息肉少见,好发于胃窦部,直径很少超过2 cm,常呈广基的息肉样肿物突入胃腔,表面被覆胃黏膜并可有溃疡形成。

光镜下:息肉由许多小血管和成纤维细胞呈旋涡状生长。这种细胞具有肌纤维母细胞的性质。息肉内有大量嗜酸性粒细胞和淋巴细胞浆细胞浸润,炎性纤维样息肉的性质尚有争论,有人认为是神经源性,但多数认为是炎症性质。

(七)其他类型息肉和息肉病

有幼年型息肉,黑斑息肉综合征的息肉和息肉病等。

二、胃癌

胃癌是常见的恶性肿瘤之一,在消化道癌中占第一位。主要分布在亚洲、拉丁美洲和中欧,世界范围的高发国有日本、中国、新加坡、智利、哥斯达黎加、委内瑞拉、匈牙利、波兰、德国、冰岛、保加利亚、罗马尼亚和马耳他等。我国胃癌发病率很高,主要高发区在西北、东南沿海各省以及东北和西南局部地区。我国胃癌的发病从沿海向内地方向、从东到西和从北到南有逐渐降低的趋势。

胃癌的病因因素已知的有饮食因素、地理条件、种族因素、遗传因素、血型、真菌毒素和化学物质如亚硝胺等。其中饮食因素(如高盐饮食、油煎、熏制和粗糙食物等)、真菌毒素和亚硝胺吸引了大量研究人员的注意力。

(一)癌前状态和癌前病变

癌前状态是指某种临床状态伴有很高的发生癌的危险性如恶性贫血、残胃和Menetrier病。癌前病变是指一些很易发生癌的组织病理学异常如萎缩性胃炎伴肠化、胃黏膜上皮异型增生、胃溃疡和胃腺瘤。

1.残胃

因良性病变作胃部分切除后 5 年以上的患者发生残胃癌的危险性要比一般人群高 2～6 倍,手术后到发生癌的间隔 20～30 年。大多数癌发生在吻合口附近,亦可发生在残胃的其他部分。残胃癌的发生与手术前胃内病变性质、手术方式等均无关。手术后切口附近的黏膜可发生炎症、萎缩性胃炎、腺体囊性扩张、炎性息肉或增生性息肉。7％～21％伴不同程度的异型增生。

2.Menetrier 病和恶性贫血

这两种在我国均很少。国外报道二者均可合并胃癌。

3.慢性胃溃疡(慢性消化性溃疡)

近年来应用影像学技术和纤维内镜动态地观察胃内病变已证实有溃疡病史者合并癌可从溃疡以外的黏膜发生而不一定来自溃疡本身。癌溃疡和良性溃疡一样可以愈合、瘢痕化和再反复发作,此外,癌组织较正常黏膜容易发生糜烂和溃疡,早期胃癌又可较长时期存在而不进展等事实都说明胃溃疡在胃癌的组织发展中不是很重要的病变。目前一致认为胃溃疡可以癌变,但癌变率较低,不超过 5％。

4.H.pylori 感染

H.pylori 感染与胃癌的发生有一定的关系。

5.胃腺瘤

少数直径＞2 cm 的广基腺瘤特别是伴高级别异型增生者可癌变,但腺瘤的癌变率很低,加之胃腺瘤少见而胃癌很常见,二者发生率的差别也说明腺瘤并不是真正的胃癌癌前病变。

6.萎缩性胃炎

作为癌前病变的依据主要是流行病学显示萎缩性胃炎与胃癌关系密切。国内外流行病学资料均表明胃癌高发区萎缩性胃炎的发病率也高,胃癌低发区萎缩性胃炎的发病率也低。临床随诊萎缩性胃炎 10～20 年后约 8％病例有胃癌,但还没有动态地观察到从萎缩性胃炎发展成癌的资料。

长期被认为是癌前病变的肠上皮化生实质上是一种半生理现象,因为胃黏膜肠化随年龄增长而增多,目前认为含硫酸黏液的肠化即Ⅱb型肠化与胃癌的关系密切,不过到底是这型肠化发展成癌呢,还是在癌形成过程中发生肠化还有待进一步证实。

7.异型增生和上皮内肿瘤

以往对胃黏膜上皮的不典型增生在 2010 年版 WHO 消化系统肿瘤分类中,已改用异型增生或上皮内肿瘤,而不典型增生只是指那些炎症修复或再生上皮的细胞异型改变。异型增生可分低级别和高级别 2 类(图 5-4、图 5-5)。国内外资料均表明胃癌形成的潜力与细胞的异型增生的严重程度成正比。低级别异型增生黏膜腺体结构轻度异常,细胞轻至中度不典型性,核长形,位于基底部,核分裂轻中等量。高级别异型增生,核呈立方形,核浆比例失常,细胞和腺体结构明显异常,核分裂多见。黏膜内癌是指异型增生腺体或细胞侵入固有膜,浸润癌是指异型增生腺体或细胞已侵至固有膜外。

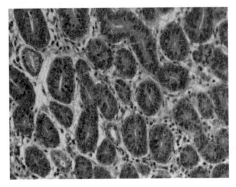

图 5-4　胃低级别异型增生/上皮内肿瘤

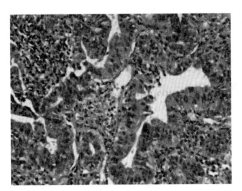

图 5-5　胃高级别异型增生/上皮内肿瘤

胃癌男性多见,胃的任何部位都能发生,好发部位依次为胃窦(包括幽门前区)、小弯、贲门、胃底和胃体。

Borrmann(1926 年)将胃癌大体分成Ⅰ~Ⅳ型。①Ⅰ型:肿瘤主要向腔内突起形成巨块、息肉或结节,表面可有糜烂,癌呈膨胀性生长,切面与周围胃壁界限清楚。②Ⅱ型:肿瘤向胃壁内生长,中心形成大溃疡,溃疡边缘隆起呈火山口状,呈膨胀性生长,切面与周围胃壁界限清楚。③Ⅲ型:形态与Ⅱ型相似但癌的底盘较溃疡大,呈浸润性生长,切面与周围胃壁界限不清。④Ⅳ型:肿瘤在胃壁内弥漫浸润性生长,切面与周围胃壁界限不清,表面可有糜烂或浅溃疡。此型如累及胃的大部或全部者即为皮革胃。

1942 年 Stout 又描述了一型胃癌称为浅表扩散型胃癌。此型癌的特点是癌组织主要沿黏膜扩散,不形成突向腔内或侵入胃壁的瘤块,癌的面积明显大于浸润深度。大部分癌组织限于黏膜和黏膜下层,灶性地区亦可深入肌层甚至浆膜或浆膜外。

目前国内采用的大体分型不外乎上述五种基本型的改良,如分为巨块型(包括息肉状、结节状、蕈伞状和盘状巨块)、溃疡型、溃疡浸润型、浸润型(根据浸润范围又分成弥漫浸润型和局部浸润型两型)、浅表扩散型、混合型和溃疡-癌。溃疡-癌是指在已存在的慢性胃溃疡基础上发生癌。诊断条件是:①慢性胃溃疡即 U1-4,溃疡底部肌层完全破坏被瘢痕组织代替,溃疡边缘的黏膜肌层与肌层融合。②溃疡边缘的再生黏膜中(最好是仅在一侧黏膜内)有小的癌灶,溃疡底部绝对不应有癌。这种癌只有在它的早期才能诊断,到晚期时已与一般胃癌不能鉴别。

胃癌绝大部分为腺癌。胃的组织学分类种类繁多,主要根据腺体分化程度、间质的量和性质以及分泌黏液的量将胃腺癌分成许多种类型。国内常用的组织学分类:乳头状腺癌、腺癌或称管状腺癌(高分化、中分化、低分化)、黏液腺癌、印戒细胞癌、硬癌(间质有多量纤维组织)和未分化癌。

1965 年 Lauren 根据 1344 例手术切除胃癌的组织结构、黏液分泌和生长方式将胃癌分成肠型胃癌和胃型(弥漫型)胃癌两大类:肠型胃癌来自肠化的上皮,癌细胞形成腺管或腺样结构,黏液分泌主要在腺腔内或细胞外。大体上 60% 为巨块型,25% 为溃疡型,15% 为弥漫型。胃型胃癌来自胃上皮,为黏附力差的小圆形细胞,单个分散在胃壁中,大多数细胞分泌黏液而且黏液在胞浆内均匀分布,少量在细胞外。大体上 31% 为巨块型,26% 为溃疡型,43% 为浸润型。肠型和胃型胃癌不仅在形态上有区别,在患者年龄、性别和流行病学等方面都有明显的不同。肠型胃癌多见于老年人,男性多见。胃癌高发区多见。癌周胃黏膜常伴广泛的萎缩性胃炎,预后较好。胃型胃癌多见于青壮年,女性多见,胃癌低发区多见,癌周胃黏膜无或仅有小片萎缩性胃炎,预后差。

(二)早期胃癌

早期胃癌是指位于黏膜下层以上的癌。不管其面积多大和有无淋巴结转移。诊断早期胃癌的关键是必须把病变部和其他周围的胃壁,甚至是全部胃标本作连续切块检查以保证所有的病型均在黏膜下层以上。早期胃癌的大体分型都按照日本内镜学会的分型。各型的混合称为复合型如表面凹陷型的中心有溃疡就形成Ⅱc+Ⅲ型。或表面凹陷型边缘又有表面隆起则成Ⅱc+Ⅱa型(图5-6)。复合型的命名是把优势的病变写在前面,中间用加号连接。国内外资料都表明早期胃癌以Ⅱc型最多见,其次为Ⅱc+Ⅲ、Ⅲ+Ⅱc型、Ⅱa型和其他复合型,Ⅱb型最少见。

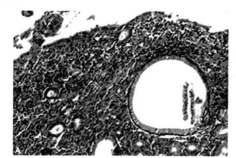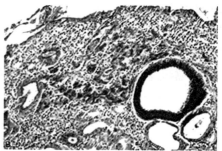

图 5-6　早期胃癌的低倍镜下形态
A.HE;B.粘卡染色

早期胃癌的组织学类型与一般胃癌同。限于黏膜内的癌称黏膜内癌,浸润黏膜下层者称黏膜下层癌。最大径<0.5 cm 的癌称微小癌。

(三)少见的胃癌

1.鳞癌和腺鳞癌

纯鳞癌极罕见。腺鳞癌含不同比例的腺癌和鳞癌成分。电镜下可见到一种既含黏液又含张力纤维的中间型细胞。

2.腺癌伴神经内分泌细胞分化

由于免疫组织化学技术的广泛应用,已发现越来越多的胃腺癌中含有多少不等的神经内分泌细胞。

3.肝样腺癌

这种癌含腺癌和肝细胞样分化的癌细胞,a-FP 阳性。常长成结节或巨块状。有广泛的静脉瘤栓(图5-7)。预后差。

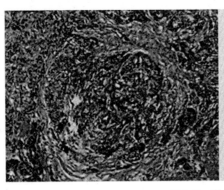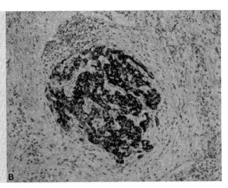

图 5-7　胃的肝样腺癌

A.HE；B.AFP

4.壁细胞癌

癌细胞有丰富的嗜酸性颗粒状胞浆。电镜下：癌细胞浆内有大量线粒体、管泡、细胞内小管和细胞内腔。

5.胃绒癌

胃原发性绒癌多见于老年男性，文献报道的胃绒癌中半数为纯绒癌，形态与子宫绒癌同，半数为合并腺癌的混合型。免疫组化：显示 HCG 阳性。

6.其他

还有癌肉瘤、黏液表皮样癌、恶性 Rhabdoid 瘤等。分子病理：特点是影响癌基因、抑癌基因和 DNA 错配修复的遗传和表遗传改变，最终导致细胞增殖、黏附、分化、信号传导、端粒酶活性和 DNA 修复失调。

(四)胃癌的扩散

1.局部蔓延种植

胃癌侵至浆膜外后可沿腹膜种植，在浆膜下淋巴管内播散，使淋巴管形成白色条纹称为癌性淋巴管炎。癌细胞蔓延侵袭邻近脏器如食管、肝、胰、胆总管、横膈、脾、十二指肠和横结肠，癌细胞可经腹腔或腹膜淋巴管转移至双侧卵巢，称为 Krukenberg 瘤。

2.淋巴管转移

胃癌转移至胃周和远处淋巴结的顺序为：①贲门、小弯、大弯、幽门上下和胃左动脉旁。②肝动脉旁、腹腔动脉旁和脾动脉旁。③肝十二指肠韧带内淋巴结。④胰十二指肠后。⑤肠系膜根部。⑥结肠中动脉旁。⑦腹主动脉旁。⑧胸腔和胸导管周围淋巴结。⑨左锁骨上（Virchow 淋巴结）。

3.血行转移

晚期胃癌可经血行转移至全身，常见部位为肝、肺、骨、肾上腺、肾、脑和皮肤等处。

(五)预后

早期胃癌预后好，黏膜内癌的 5 年存活率 91%～100%，黏膜下癌 5 年存活率 80%～90%。侵及肌层的中期胃癌预后较侵至浆膜或浆膜外的晚期胃癌好，中期胃癌 5 年存活率 29%～88%，平均 70%。晚期胃癌 5 年存活率仅为 20%～30%。影响预后的因素有浸润深度、淋巴结转移、癌间质反应(间质中有大量淋巴细胞、浆细胞或嗜酸性粒细胞者预后较好)、癌组织中 Langerhans 细胞量(有多量 Langerhans 细胞者预后较好)、组织学类型(肠型胃癌预后好)、大体类型(呈膨胀性生长的 Borrmann Ⅰ 和 Ⅱ 型预后好)和肿瘤大小。

三、遗传性弥漫性胃癌

遗传性弥漫性胃癌(hereditary diffuse gastric cancer,HDGC)是一种常染色体显性癌-易感综合征,特点是患者患有弥漫性印戒细胞胃癌和乳腺小叶癌。1998 年 Guilford 等首次发现患者有 E-cadherin(CDH1)基因种系突变。1999 年国际胃癌联合会(International Gastric Cancer Linkage Consortion,IGCLC)提出诊断 HDGC 的标准为:①在第一代和第二代亲属中有 2 个或 2 个以上诊断为 HDGC 患者,至少有 1 人是在 50 岁以前确诊。②第一代和第二代亲属中有3 个以上证实为 HDGC 患者,不管诊断时患者年龄大小,而且女性有小叶癌的危险性增加。③40 岁以前确诊为 HDGC,无家族史。④诊断为 HDGC 及乳腺小叶癌家族者至少有 1 人在50 岁之前确诊为乳腺小叶癌或 HDGC。

(一)流行病学

绝大部分胃癌为散发性,但有 1%～3% 有遗传倾向性。胃癌发病率低的国家 CDH1 基因种系突变>40%;而胃癌中-高发国家,CDH1 基因种系突变约 20%。

(二)部位

有症状者可与散发性皮革胃相似,无症状者 CDH1 基因携带者可不形成肿块而可以呈散在黏膜内印戒细胞癌斑块,并弥散及全胃。因此切缘应包括上至食管,下至十二指肠。内镜下 T_1 和 T_{1a} 期癌(早期癌)可<1 mm,位于正常黏膜表面上皮下,而且不会扭曲小凹和腺体结构。

(三)病理

早期 HDGC 具 CDH1 突变者胃内多发 T_{1a} 灶,表面黏膜光滑,无淋巴结转移,癌灶位于黏膜内,表面光滑,肉眼看不出肿块。T_{1a} 病灶从 1 个至数百个,大小 0.1～10 mm,多数<1 mm。病灶在黏膜腺顶部的癌细胞小,表面大,无症状。CDH1 突变者染色浅,肠化和幽门螺杆菌感染少见。TIS(原位)和 T_{1a}(侵至固有膜)背景可有慢性胃炎、肉芽肿性炎和淋巴细胞性胃炎。

(四)癌前病变

1.TIS

印戒细胞位于基底膜内,替代正常上皮细胞,一般核染色深而且极向不正常(图 5-8)。

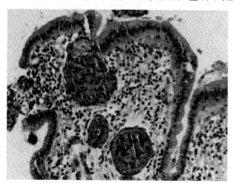

图 5-8　胃遗传性弥漫性胃癌(HDGC)/原位印戒细胞癌(TIS)

2.Pagetoid 样扩散

T_{1a}的数量远远超过 TIS。CDH1 基因位于 16q22.1,有 16 个外显子,4.5 kb mRNA,编码 E-cadherin。

四、胃的神经内分泌肿瘤

消化道神经内分泌肿瘤习惯性分为类癌、不典型类癌和杯状细胞类癌。2000 年版 WHO 消化道肿瘤分类中将这类肿瘤分成:分化好的内分泌肿瘤,分化好的内分泌癌,分化差的内分泌癌/小细胞癌,混合型外分泌-内分泌癌。2010 年版又重新分类为:NETG1(类癌),NETG2,NEC(大细胞或小细胞),混合型腺内分泌癌(MANEC)。

分级是根据核分裂和 Ki-67 in-dex。①G_1:核分裂<2/10HPF;Ki-67≤2%。②G_2:核分裂 (2~20)/10HPF;Ki-67 3%~20%。③G_3:核分裂>20/10HPF;Ki-67>20%。

核分裂应数 50HPF(1HPF=2 mm²)。Ki-67 应在核染色强阳性处数 500~2000 个细胞。如分级与 Ki-67 index 不符合,建议取较高分级。此分级证实对胃、十二指肠和胰腺的 NET 是有用的,但对小肠 NET 尚无这种分级方法。

胃上皮内有多种神经内分泌细胞,但胃本身发生的 NET 和 NEC 相对较少见,仅占消化道 NE 肿瘤的 5%,可单发或多发,位于黏膜内或黏膜下层(图 5-9),切面灰白、黄色或黄灰色,无包膜。瘤细胞大小一致,立方或低柱状,排列成巢、索、花带、腺样或菊形团样。

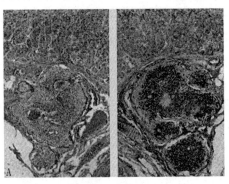

图 5-9　胃 NETG1,Gastrinoma

A.镜下 HE 染色;B.胃泌素免疫组化染色

免疫组化:显示神经内分泌标记如 CgA、Syn、CD56 均阳性,并可显示多种肽和胺类激素如胃泌素、生长抑素、组织胺(ECL 细胞)、5-HT、VIP、PP 和 ACTH 等。

胃神经内分泌肿瘤为低度恶性肿瘤,即使有转移,预后亦较好。混合型腺神经内分泌癌的预后与晚期胃癌一样差。

五、胃间充质肿瘤

以往都把胃间充质来源的肿瘤归为平滑肌肿瘤。近年来免疫组织化学和电镜研究的结果认为这些肿瘤的组织发生还不清楚,瘤细胞可表现为平滑肌细胞、成纤维细胞、肌纤维母细胞、Schwann 细胞或未分化细胞;因此这些具有梭形或上皮样细胞的肿瘤不管其良恶性,可能是由向不同方向分化的原始间充质细胞构成。现在已经很清楚,胃间充质来源的肿瘤最多见的是胃肠间质肿瘤(GIST)。

(一)胃肠间质肿瘤(gastro-intestinal stromal tumor,GIST)

长期以来被误认为平滑肌组织的肿瘤以及胃肠自主神经来源的肿瘤(GANTs),实质上均为 GIST,GIST 包括良性到恶性各阶段肿瘤。免疫组织化学 CD117 和(或)CD34 阳性,并有 Dog-1 阳性,但不少 GIST 可对上述几种抗体均呈阴性反应。

1.病理

GIST 大体形态与以往称为胃平滑肌性肿瘤者相同。小者可仅位于胃壁内,稍大可凸向胃腔,表面黏膜光滑,中央有脐形凹陷或溃疡。有的 GIST 可从胃壁向浆膜外生长,与周围脏器(如肝、脾)粘连。

镜下 GIST 细胞多数为多种多样的梭形细胞。梭形细胞可呈编织状排列,或无明显的排列结构。部分 GIST 除梭形细胞外,夹杂片状或灶性上皮样细胞。少部分 GIST 可完全由上皮样细胞构成。上皮样细胞可大小一致或异型性极明显(图 5-10、图 5-11)。多数梭形细胞 GIST 为 CD34 阳性。上皮样细胞型则阳性者少。少数胃 GIST 可以 SMA 甚至 Desmin 或 CK18、S-100 阳性。

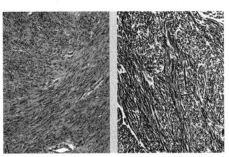

图 5-10　胃 GIST,梭形细胞型
A.HE;B.CD117

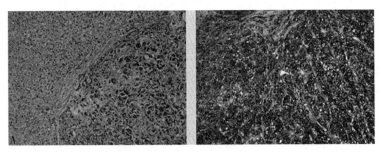

图 5-11　胃 GIST,上皮样细胞型
A.HE;B.CD117

2.分子病理

GIST 是由于 c-kit 基因突变或 PDGFRA 激活性突变而形成。由于 GIST 的形态和免疫组织化学均很复杂,所以判断良恶性较困难。AFIP 根据 1784 例随诊结果将胃 GIST 分为以下预后组(表 5-1)。

表 5-1　AFIP 分类

预后组	大小(cm)	核分裂/50HPF	随诊过程中肿瘤进展	
			胃 GIST	小肠 GIST
1	≤2	≤5	0	0
2	>2,≤5	≤5	1.9	4.3
3a	>5,≤10	≤5	3.6	24
3b	>10	≤5	12	52
4	≤2	>5	0	50
5	>2,≤5	>5	16	73
6a	>5,≤10	>5	55	85
6b	>10	>5	86	90

判断预后最好的指标是肿瘤大小及核分裂/50HPF

(二)胃平滑肌肿瘤

胃平滑肌肿瘤好发部位为胃窦。平滑肌肿瘤直径一般在 5 cm 以下。向腔内突起形成黏膜下肿块,或向浆膜外生长,或向腔内和浆膜外生长呈哑铃状。黏膜下肿块的表面黏膜光滑,中心常见一至数个溃疡。切面粉白色编织状。

光镜下与其他部位的平滑肌瘤同。平滑肌肉瘤体积较大,直径多在 5 cm 以上,大者可达 20 cm 或更大。切面鱼肉状有出血坏死。分化差的平滑肌肉瘤很容易诊断,但分化好的平滑肌肉瘤与平滑肌瘤很难鉴别。区别良恶性核分裂数各家标准也不一样。一般认为消化道平滑肌肉瘤的诊断标准要比子宫平滑肌肉瘤低,即有少数核分裂(<3/10HPF)和有轻度核异型性就应考虑为恶性。胃平滑肌肉瘤可腹腔广泛种植并经血行转移到肝和肺等脏器。

免疫组织化学:SMA(+),Desmin(+)。

(三)胃血管球瘤

胃血管球瘤罕见。常位于胃窦,直径 1～5 cm,平均 2 cm 左右。胃血管球瘤位于胃肌层内,可突入黏膜下层形成黏膜下肿块,表面黏膜光滑,亦可有溃疡形成。切面灰红色如胎盘组织。无包膜,由周围肥大玻璃样变的平滑肌形成假包膜,肌纤维由此进入肿瘤,将肿瘤分隔成为不完整的小叶。

光镜:瘤组织由大小一致的血管球细胞构成(图 5-12),其间有血管丰富的间质,间质可玻璃样变。网织纤维染色可见小簇(2～4 个)瘤细胞或单个瘤细胞周围有网织纤维包绕。

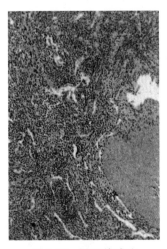

图 5-12　胃血管球瘤

（四）胃神经源肿瘤及其他罕见肿瘤

胃内可发生神经鞘瘤和神经纤维瘤。有时为全身神经纤维瘤病的一部分。肿瘤形态与其他部位的相同。神经鞘瘤和平滑肌瘤因二者都可有栅栏状排列,所以不易鉴别。通常神经鞘瘤有包膜而平滑肌瘤无包膜。用免疫组化很易鉴别:神经鞘瘤为 S-100 及 GFAP 阳性,而平滑肌瘤为 SMA 和 Desmin 阳性。

胃的其他间充质肿瘤尚有脂肪瘤、恶性纤维组织细胞瘤、炎性肌纤维母细胞瘤、滑膜肉瘤、血管外皮瘤、Kaposi 肉瘤、横纹肌肉瘤和腺泡状软组织肉瘤等。

六、胃淋巴瘤

25％～50％非霍奇金淋巴瘤发生于结外,其中胃肠道最多见。在亚洲、北美及欧洲国家,胃肠淋巴瘤占所有非霍奇金淋巴瘤的 4％～20％,中东达 25％。胃肠淋巴瘤中以胃窦最常见(50％～75％),其次为小肠(10％～30％)和大肠(5％～10％)。胃淋巴瘤中主要为黏膜相关淋巴组织淋巴瘤,其次为弥漫性大 B 细胞淋巴瘤(DLBCL)。

流行病学及实验室研究证明胃淋巴瘤的发生与幽门螺杆菌(Hp)密切相关。

（一）黏膜相关淋巴组织淋巴瘤

此瘤形态特点是弥漫小 B 细胞[边缘带细胞(故 MALToma 又称结外边缘带细胞淋巴瘤)],有滤泡形成以及瘤细胞侵犯上皮形成淋巴上皮性病变(图 5-13)。

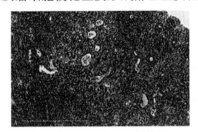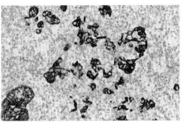

图 5-13　胃 MALToma

A.HE 低倍镜下形态;B.淋巴上皮病变 AE1/AE3

免疫组织化学：CD20、CD79α、Bcl-2 及 Ig-M 均阳性；CD5、CD10、CD23 均阴性，CD43＋/－，CD11c＋/－。

（二）弥漫性大 B 细胞淋巴瘤（DLBCL）

确定地应称为胃原发性弥漫性大 B 细胞淋巴瘤。原发于胃的 DLBCL 可原发或由 MAL-Toma 转化而来。组织学与其他部位 DLBCL 同，但 30％～50％含 MALToma 成分。区别转化的 DL-BCL 和新生长的 DLBCL 没有临床意义。原发胃 DLBCL 由 ABC 或 GCB 发生。

免疫组织化学：CD19、CD20、CD22、CD79α 均阳性；而 CD10、Bcl-6 和 IRF4/muM$_1$ 表达率各家报道不同。

（三）套细胞淋巴瘤

除肠道多发性息肉状的套细胞淋巴瘤外，胃的套细胞淋巴瘤少见。免疫组织化学：Cyclin-D1 阳性。

（四）其他

胃还可以发生其他淋巴瘤如 T 细胞白血病/淋巴瘤，Burkitt 淋巴瘤、霍奇金淋巴瘤等。

七、转移瘤

胃的转移瘤多数来自乳腺癌和黑色素瘤，但其他恶性肿瘤亦可转移至胃。

第六章　乳腺肿瘤

第一节　乳腺癌改良根治术

据中国女性原发性乳腺癌 10 年(1999—2008 年)抽样回顾性调查数据显示:中国乳腺癌手术以改良根治术为主(占 80.21%),10 年总体呈上升趋势。1999 年改良根治术手术率为68.89%,2008 年为80.17%,10 年上升了 11.28 个百分点(X2=31.143,P<0.001)。Halsted 手术 1999 年占乳腺癌手术的28.28%,2008 年已降至 4.96%,10 年下降了 23.32 个百分点(X2=206.202,P<0.001)。Halsted 根治术逐渐被改良根治术和保乳手术所取代。乳腺癌改良根治术有两种术式,保留胸大肌切除胸小肌的Patey-Dyson术式和保留胸大、小肌的 Auchincloss 术式。目前国内大多采用的是保留胸肌的改良根治术,具体技术操作包括皮瓣剥离、乳腺切除、腋窝淋巴结清扫。

一、体位

仰卧位,向健侧倾斜 15°～20°,患侧上肢外展 90°。有的医师为了解剖腋窝顺手,腋窝底部不显得过深,习惯在患侧背后置一斜坡垫,使患侧腋部抬高,为避免臂丛神经受到牵拉,可调节手臂架高度使外展上肢与腋窝同高。

二、手术切口设计

手术切口设计主要根据肿瘤位置,应将穿刺活检针道和手术活检瘢痕包括在切除范围内。横切口术后美容效果优于纵切口,有利于实施乳房再造手术,患者穿低领衫时不会显示手术瘢痕。若肿瘤位于乳头上、下部位,且距离乳头很远,横切口有一定困难,故切口设计应遵循个体化原则。

三、皮瓣剥离范围

内至胸骨缘,外至背阔肌前缘,上至锁骨下缘,下至第 6 前肋水平。有的医师选择术前血压正常的年轻患者,在皮瓣剥离范围内注射适量的副肾盐水以减少出血。皮瓣剥离可以选择手术刀(椭圆形大刀片)或电刀,剥离时应由助手协助牵拉皮瓣边缘,使皮肤展平。皮瓣剥离厚度为0.3～0.5 cm,尽量使皮瓣边缘薄基底厚,沿切口方向皮瓣剥离的长度应大于宽度,以保证皮瓣的血供,避免皮瓣坏死。

四、切除乳腺及胸肌筋膜

横行切口自下而上,纵行切口自内而外,用电刀沿胸肌筋膜与肌束间的间隙剥离,直至腋窝部位。

五、清扫腋窝淋巴结

首先切开喙锁胸筋膜,暴露腋静脉,一般不必打开腋静脉鞘,因腋窝淋巴结除局部明显转移、外侵,一般很少与腋静脉粘连,而且剥离腋静脉鞘会使血管壁上的毛细血管、淋巴管损伤而加重术后上肢淋巴水肿。自内向外将腋血管周围的淋巴结及脂肪组织剥离开,腋血管向下的分支予以结扎切断。用拉钩将胸大肌向前内侧拉开显露并清扫胸肌间淋巴结(Rotter 淋巴结),再进一步向内上方拉开胸小肌,显露并清扫胸小肌后侧组淋巴结(level Ⅱ 水平淋巴结)。清扫腋窝淋巴结有些医师习惯用手术刀或手术剪,也有医师习惯用电刀。在不影响清扫的前提下保留位于腋静脉下方,横穿腋窝淋巴脂肪组织支配上臂内侧皮肤感觉的肋间臂神经。乳房连同腋窝淋巴脂肪组织一并切除后,手术野将清晰显示腋静脉、胸长神经、胸背神经、肩胛下血管、肩胛下肌、胸大肌、前锯肌及背阔肌。

六、手术结束切口处理

置"Y"形引流管加压包扎。标本离体后仔细止血,用大量蒸馏水或生理盐水冲洗手术创面,用蒸馏水冲洗是想利用它的低张作用,破坏脱落的癌细胞的细胞膜,减少肿瘤细胞种植。再次检查无出血后,于胸骨缘及背阔肌胸肌间隙各放置一根引流管,每根引流管管壁剪适量的侧孔以便充分引流,分别从皮瓣下部戳口引出,戳口处引流管与皮肤缝合固定。"Y"形引流管的另一根于体外接负压吸引。切口应无张力缝合,可采用手术线间断缝合,亦可采用切口钉皮器。若切口张力大可采用适当的减张内固定或术前设计好的游离植皮。切口覆盖刀口贴或凡士林纱布,引流管引出皮肤处用凡士林纱布缠裹,用纱布、棉垫填平胸壁的凹陷处,使全部敷料平整,宽胶布固定,再用胸带加压包扎,压力均匀,松紧适度,保证皮瓣相对固定。术后应保持引流管通畅,一般引流管可放置 4~7 天,引流液<15 mL/d 时可以拔管,拔管后还应继续加压包扎几天。若患者临床检查未发现腋窝淋巴结转移可采用前哨淋巴结活检(SLNB)来替代腋窝淋巴结清扫(ALND),有关 SLNB 的技术内容将在 SLNB 章节中详细讨论。

第二节　乳房单纯切除术

极少数乳腺癌患者采用乳房单纯切除手术(simple mastectomy),据中国女性原发性乳腺癌抽样回顾性调查数据显示,自 1999 年至 2008 年 10 年间,乳房单纯切除术平均占乳腺癌手术的 1.13%,比例最高的 1 年也仅占 2.72%。导管原位癌、老年人乳腺癌、还有一些不适合行改良根治术的浸润性乳腺癌,可考虑行乳房单纯切除术。这里介绍的是切除乳房不行腋窝淋巴结清扫。乳房发育因人而异,多数女性乳房位于胸前 2~6 肋骨之间,内侧至胸骨旁线,外侧至腋前线。乳房大部分位于胸大肌表面,外侧部分位于前锯肌表面。也有少数女性乳房超出上述范围,上方至锁骨下缘,下方至腹直肌前鞘,内侧至前正中线,外侧至背阔肌前缘。多数女性乳房外上方存在一狭长的乳腺组织,突出并伸向腋窝,称为乳房的腋尾部或角部,乳房单纯切除术应切除乳腺腋尾部(尾叶)。手术时患者体位、切口设计及皮瓣剥离范围均可参考乳腺癌改良根治术。手术要求切除全部乳腺及胸肌筋膜。横切口由下方开始解剖,纵切口由内侧开始解剖,遇有胸壁穿出的血管(特别是靠近胸骨旁处),应结扎切断。最后切除乳房尾叶,切除范围内有淋巴结一并切除,但不行腋窝淋巴结清扫。标本离体后仔细止血,彻底冲洗手术野,置"Y"形引流管,缝合切口,加压包扎,术后护理同改良根治术。

NCCN乳腺癌临床实践指南(2011年版)中提出:为了治疗肿瘤,乳房切除术需切除乳头乳晕复合体,现有的研究数据尚不足以支持保留乳头乳晕复合体的手术在前瞻性临床试验之外用于乳腺癌的治疗。对于有选择的个别病例开展保留乳头乳晕复合体的乳房切除术时,为避免乳头乳晕的全部或部分坏死,乳头乳晕下方应保留少量腺体,术后加压包扎时乳头乳晕区域应有别于周围部位适当减压,以保证局部血运和乳头乳晕的成活。

第七章　消化系统肿瘤

第一节　小肠恶性肿瘤

一、原发性小肠淋巴瘤

小肠各段因其黏膜和黏膜下层都有丰富的淋巴组织,可以发生恶性淋巴肿瘤。病变可以为局灶性,也可以为弥漫性。通常将小肠淋巴瘤分为原发性和继发性,起源于小肠或最早以肠道症状为表现的淋巴瘤称为原发性小肠淋巴瘤,局灶性或多发性小肠病变为全身淋巴瘤一部分的称为继发性小肠淋巴瘤,临床上以后者多见。

淋巴瘤一般分为霍奇金病和非霍奇金病淋巴瘤两大类。原发性小肠淋巴瘤根据组织来源又分为"Western"型和 a 链病。前者多见于 50 至 60 岁年龄组和 10 岁以下儿童,后者多见于 10 至 30 岁人群。两者在病理学和临床上有差异,治疗和预后也不尽相同,现分述于后。

(一)"Western"型原发性小肠淋巴瘤

"Western"型原发性小肠淋巴瘤可以是单发的淋巴瘤也可以是位于正常肠黏膜中间的多发性淋巴瘤。

1.病因和发病机制

尚不十分清楚,可能与下列因素有关:①肠道慢性炎症,抗原刺激肠道淋巴系统使淋巴组织增生。②某种病毒或其他因素在淋巴细胞增生的基础上可能有致瘤作用。③与某些腹腔疾病如 Crohn′s 病,Peutz-Jeghors 综合征,家族性息肉病综合征有关。④环境因素对发病也有关系。

2.病理病变

可见于小肠任何一段,多数累及回肠,可以局限于一个小段,也可以为多灶性。形成霉菌样团块,其周边突起,中心形成溃疡或类似黏膜结节的增厚斑。有时为肠壁溃疡或弥漫性肠壁增厚,可以导致肠腔狭窄,甚至诱发 Crohn′s 病。上述表现可以交替出现,也可以同时存在,尤其在病变的进展期。此外,某段弥漫性增厚可以伴有大量淋巴瘤细胞浸及其他部位的肠系膜及其淋巴结。

显微镜检查,非霍奇金淋巴瘤的各型均可以见到。但某一种大体标本以某一种组织类型更常见,如呈霉菌团块状的淋巴瘤常为单一的组织类型,它含有大个的淋巴细胞或免疫母细胞,这符合中度恶性淋巴瘤(弥漫性大细胞型)和高度恶性淋巴瘤(大细胞免疫母细胞型)。在儿童和青少年,肿瘤常由不分裂的小细胞组成,间或为 Burkitt 型恶性淋巴瘤。在成年人,肿瘤由分裂的小细胞或大个的淋巴细胞组成,而以二者的混合型更常见。弥漫型远较滤泡型更常见。

3.临床表现

主要为肠梗阻,肠套叠和肠穿孔引起的表现。多数患者以外科急腹症为首发症状,腹部疼痛最常见,常为痉挛性,因不全肠梗阻常伴有恶心、呕吐。全身症状有不适,乏力和体重减轻。可以有肠道隐性出血,大量出血少见。如出现发热常表示有并发症或广泛转移。

查体腹部可以触及肿块和压痛,有广泛转移者可以有肝脾肿大,甚至腹腔积液。有时有杵状指。

4.实验室检查和特殊检查

(1)实验室检查:可有中度贫血(多为缺铁性和营养不良性),周围血和骨髓中很少见异常细胞,可有血沉加快,生化方面检查无特殊价值,免疫学检查多属正常。

(2)X 线钡餐检查:小肠钡餐造影有助于小肠淋巴瘤的定位、累及范围和形态诊断。钡餐造影可见肠壁浸润,黏膜皱襞变形,节段狭窄和"动脉瘤样"扩张,也可以为息肉状。肠系膜或广泛肠道外转移时,可见外部压迫缺损。

(3)纤维内镜检查:内镜及其活组织检查对十二指肠和回肠末端病变可以确诊。

(4)影像学检查:CT 和 MR 可见肠壁增厚,肠壁和淋巴结受累,为诊断提供依据。

5.诊断和鉴别诊断

临床表现和实验室检查均缺乏特异性,小肠钡餐造影和腹腔 CT,MR 对诊断有帮助,内镜检查及活组织检查有确诊价值,但检查部位受限制。多数患者为手术后确诊。临床上需与小肠其他肿瘤包括良性肿瘤(平滑肌瘤、腺瘤、脂肪瘤)和恶性肿瘤(癌、肉瘤和类癌)以及肠道感染性疾病(如 Crohn's 病),肠道结核,霉菌感染等相鉴别。确诊有赖于剖腹探查及病理组织学检查。

6.治疗

采取手术切除肿瘤,化学治疗和或放射治疗及支持疗法的综合措施。

(1)外科手术:目前"Western"型小肠淋巴瘤手术切除是首选的治疗方法,并尽可能多切除肿瘤组织。在剖腹探查中,从肝脏、肠系膜和主动脉旁淋巴结取活检,以便了解病变累及的范围,术后辅以放疗和或化疗。对有广泛转移者可以先行化疗,再行放疗或局部病灶切除。

(2)化学治疗。

(3)放射治疗。

(4)支持及对并发症的治疗:对于营养不良、腹泻、出血等应给予支持治疗,如输入氨基酸、电解质、维生素及输血输蛋白等。对有高度有丝分裂的淋巴瘤如 Burkitt's 淋 B 瘤化疗时,由于大量细胞裂解可以引起代谢紊乱如低钙血症,高尿酸血症和高乳酸血症等。当血清钙低于 8 mg/dL 时,常出现手足搐搦,此时应即刻静脉注射 10% 葡萄糖酸钙 10 mL,每天酌情 1~3 次不等,直至血清钙恢复正常水平,必要时辅以镇静剂如苯巴比妥或苯妥英钠注射。对于高尿酸血症由于可能引起肾功能损害,处理上应多饮水,每天尿量在 2000 mL 上,以利尿酸排出,同时避免进高嘌呤食物如动物内脏、骨髓,海产品,蛤蟹等,经上述方法血尿酸仍在 7~8 mg/dL

以上者,应用抑制尿酸合成的药物别嘌呤醇治疗,剂量 100 mg,每天 3 次,可增至200 mg,每天 3 次,必要时合用排尿酸药如丙磺舒(羧苯磺胺),初用 250 mg 每天 2 次,两周后增至500 mg每天 3 次,最大剂量每天不超过 2000 mg,也可用苯溴马龙 25～100 mg 每天 1 次。在应用排尿酸药治疗过程中,须口服碳酸氢钠,每天 3～6 g。用药期间有痛风发作者可加用秋水仙碱,每天 0.5～1.0 mg。高乳酸血症引起的代谢性酸中毒,Kassier 等主张给小剂量碳酸氢钠,使 HCO_3^- 上升 4～6 mmol/L 而维持在 14～16 mmol/L 即可,对有严重的酸中毒患者纠正不宜太快。除上述方法外,必要时采用腹膜透析或血液透析。

肾上腺皮质激素在淋巴瘤化疗方案中几乎是不可缺少的。在放疗中引起全身性或局部性损伤时,可以应用激素,能迅速减轻症状,使化疗能继续进行,对于肿瘤并发症如原因不明的发热,白细胞减少,恶病质等也可应用皮质激素,众所周知,激素用的广,时间持续长会产生一系列毒性或不良反应,其中对免疫系统的抑制作用(主要是细胞免疫),特别是同时进行放疗、化疗以及淋巴瘤本身引起的免疫功能低下时,患者容易患肠道细菌或霉菌感染,尤以念珠菌感染最多见,以食道好发,主要症状有吞咽困难,胸骨后疼痛,甚至出血。对念珠菌感染引起的食道黏膜病损可应用碳酸氢钠饱和液涂敷,每 1～2 小时 1 次,也可用 2% 龙胆紫涂敷,制霉菌素 0.5～1.0 g,每天 4 次口服(儿童酌减)或将其放入水中捣细、摇匀,边漱口边缓慢咽下,1～2 周为 1 疗程,直至病损痊愈,培养为阴性,对疗效不佳者可改用 5-氟胞嘧啶 250～500 mg,每天 4 次口服,克霉唑1.0g,每天 3 次[50～60 mg/(kg·d)]也有效。对 Israelii 放线菌引起的病损,以青霉素治疗为首选,剂量为每天 80～240 万 U,疗程至少 3～4 周,四环素、链霉素、磺胺类等也有一定疗效。对荚膜组织胞质菌感染以两性霉素 B 最有效,治疗应从小剂量(1～5 mg)置于 5% 葡萄糖500 mL中,每天滴注 1 次,最大剂量每天可达 50～75 mg,疗程一般需 3 个月,总量为 2.0 g 左右。在应用上述抗霉菌病药物过程中需注意药物毒性及不良反应,如肝、肾损害及白细胞减少等。

7.预后

取决于淋巴瘤的组织类型,小肠受累的范围及有否肠外转移,其中滤泡性淋巴瘤预后最好。当有肠外组织受累时,5 年存活率低于 10%。多数死亡者在诊断后 1 年内。存活 10 年以上者认为治愈。

(二)α 链病(地中海淋巴瘤)

α 链病是一种 B 淋巴细胞增生性疾病,主要涉及分泌性 IgA 系统。本病中的浆细胞产生单克隆免疫球蛋白分子;或在某些疾病如骨髓瘤或 γ-重链病,其细胞浸润产生多克隆的球蛋白分子,这些异常的球蛋白分子中的 α 链缺乏轻链。本病分为两型,一种为肠道型,最多见,另一种为呼吸道型,罕见。本病主要见于卫生和经济条件差的国家。

地中海淋巴瘤是一种原发性弥漫性肠道淋巴瘤,与 α 链病一样,开始为小肠良性淋巴细胞增生,多数患者血清中和空肠液中可以检测出 α 链病蛋白。实际上,地中海淋巴瘤与 α 链病是同一种疾病。由于这种淋巴瘤包括由良性浆细胞增生到恶性淋巴瘤的过程,故称之为 IP-SID 淋巴瘤更合适。

1.病因和发病机制

仍不清楚,可能与下列因素有关:①环境因素;②肠道慢性感染如慢性肠道细菌感染,寄生虫感染等;③营养不良;④遗传因素;⑤致瘤病毒的作用。

2.病理

部分或全部小肠黏膜和黏膜下层有弥漫性淋巴细胞浸润。通常累及空肠,并向十二指肠和回肠扩展,肠系膜淋巴结可以受累。

尽管大多数患者受累的小肠弥漫性增厚,变硬,但有时变化很轻微,甚至在剖腹探查时肠壁和肠系膜淋巴结可以正常。组织学检查小肠固有层有大量渗出,黏膜下层可见多形或单形细胞,渗出可引起腺管和绒毛数量减少,部分绒毛变短变宽,有时完全萎缩,表面上皮可有改变和溃疡形成。以多形细胞最多见,包括大、小淋巴细胞,免疫母细胞,浆细胞,嗜酸细胞,中性粒细胞以及多核巨细胞。多数淋巴细胞有浆细胞的特征:核偏移而固定和两染性胞质。多形细胞渗出的范围和各种淋巴细胞的数目随疾病进展而变化。患病早期单一形态细胞占优势,主要由成熟的几乎正常的浆细胞构成,只有少数非典型浆细胞和大个的淋巴细胞。

在晚期,淋巴瘤细胞渗出至黏膜下层,破坏肌层固有膜,甚至累及肠系膜脂肪。局部淋巴结和肠系膜淋巴结在发病早期即可受累,但不破坏淋巴结的结构,而在晚期,可有淋巴结的轮廓消失。

免疫荧光和免疫过氧化物研究表明α链病中成熟的浆细胞含有α链但缺乏轻链,而大的淋巴细胞则不然。

3.临床表现

主要为严重的肠道吸收障碍。可以有腹疼、腹泻、呕吐和体重减轻。发病可以是隐袭的,也可以是突发的,自然病程常是进行性加重,但有时为自发性好转,查体杵状指常见,常有腹肌紧张和腹胀,晚期可有腹腔积液及全身水肿。初诊时多无肝、脾和淋巴结肿大,晚期可有腹部包块,肠梗阻或肠穿孔。

4.实验室及特殊检查

(1)常规和生化检查:常有轻或中度贫血,低蛋白血症,低钙血症,低钾血症以及严重的脱水和电解质紊乱,低脂血症和低胆固醇血症,血清中碱性磷酸酶同工酶增加。1/3患者有肠道寄生虫特别是蓝氏贾第鞭毛虫。

(2)肠吸收试验:D-木糖吸收试验和 schilling 试验常不正常。

(3)免疫学检查:α链蛋白在血清中浓度较高时,电泳法在 α_2 和 β_2 宽带区可以测出,但大多数电泳正常。免疫电泳法用 IgA 抗血清有明确诊断意义。即在 α_1 至 β_2 后区可测出异常沉淀线,表明比正常 IgA 电泳移动度要快,但也有移动度正常者。血清中 IgG 和 IgM 常减少。由于α链蛋白分子量小,弥散快和免疫方法的问题,故不能定量检查。浓缩的尿液和空肠液也可以测出α链蛋白。由于该异常球蛋白有聚合现象和有时不弥散,检测时可以为阴性。

(4)影像学检查:小肠钡餐造影常见十二指肠、空肠黏膜增厚,可有假性息肉、肠腔狭窄和充盈缺损。CT 和 MR 可见肠壁增厚,局部和肠系膜淋巴结肿大。

(5)内镜及其活组织检查:利用内镜或其他方法行小肠多处活组织检查即可确诊。

5.诊断和鉴别诊断

α链病(地中海淋巴瘤)的早期诊断比较困难,病程晚期根据临床表现,化验,小肠钡餐造影及影像学检查可做出初步诊断,免疫电泳检测α链蛋白有重要意义,小肠多部位活检有确诊价值。临床上可伴有低血钾性肾病,不容忽视。本病需与各种肠道吸收障碍性疾病,乳糜泻、whipple's病及淀粉样变性等鉴别。鉴别各种肠道黏膜性疾病的最好方法是小肠不同部位多处活检。

6.治疗

采取何种治疗和治疗的时机尚有争议。一般认为,α链病用药程式取决于病变浸及范围和病变发展过程。

(1)一般治疗:由于α链病初期患者和可疑患者寥寥无几,治疗原则仅给予一般临时措施如对症处理,定期检查等。对所有该病患者给予支持治疗如输入蛋白,氨基酸及维持电解质平衡等。

(2)抗生素:对病变限于肠道,肠系膜和腹膜后淋巴结者,先口服抗生素治疗几个月,具体药物尚无明确规定,为避免药物的毒性和不良反应,可选用几种抗生素交替使用,对有寄生虫感染者应根治,如贾第虫感染可用甲硝哒唑(灭滴灵)200～400 mg,每天3次,(儿童20～25 mg/kg/天),疗程为1周,或用阿的平100 mg,每天3次,(儿童剂量为8 mg/kg/天,分3次服),5～7天为1疗程,也可用痢特灵100 mg,每天3次(儿童5～10 mg/kg/天,分3次服),1周为1疗程。上述三种药物均有消化道不良反应,应予以注意。

(3)化疗:如果抗感染治疗3个月无好转,或在一定的时间内未缓解者(一般不超过6个月)或是在12个月内才缓解者应采用化疗,如瘤可宁,环磷酰胺单独化疗,也可试用CHOP方案(即羟基柔红霉素"H"50 mg/m²,CTX 750 mg/m²,VCR 1.4 mg/m²,均第一天静脉注射,泼尼松25 mg/m²,每天口服,连用5天)。

(4)手术:非晚期肿瘤如无手术禁忌证,应行剖腹探查,有些患者需二次手术探查。对有弥漫性淋巴瘤病变者,应尽可能手术切除其肿瘤,继之化疗。对是否先行腹部放疗再化疗尚有争议。

7.预后

本病自然病程可以为连续表现出症状,也可以为间断出现症状,单纯抗感染治疗可以缓解已有报告,化疗在少数病例可以完全缓解。

二、非淋巴性小肠肿瘤

小肠肿瘤在小肠各部位及各层组织结构中均可发生,但就其面积与胃和结肠肿瘤比较并不多见,占胃肠道肿瘤的1%～5%。小肠良性肿瘤较恶性肿瘤多见,恶性肿瘤以转移瘤多见。

小肠任何一种细胞均可发生肿瘤,起源于小肠腺的腺瘤和腺癌及起源于平滑肌的平滑肌瘤和平滑肌肉瘤占原发性小肠肿瘤的大多数,在恶性肿瘤中50%是腺癌,其中多数位于小肠近端,而肉瘤相对来说分布于小肠各段。

（一）病因和发病机制

小肠的致瘤因素尚属于推测性的,各种小肠肿瘤的病因可能不同。腺癌在胃和结肠好发,而小肠腺癌相对较少,这可能因小肠面积大且与下列因素有关。

1.致癌物质浓度低

小肠内液体较多且小肠蠕动快,致癌物质与肠襞接触机会减少,但动物试验给小鼠喂亚硝基脲化合物或欧洲蕨可以引起小肠肿瘤。

2.解毒酶浓度高

小肠中对致癌物质解毒酶系统比胃和结肠可能高,如苯并芘是众所周知的致癌物质,各种食物中均含有少量,人类小肠含有苯葬芘羟化酶可将其转化为活性低的代谢产物。现已证明在鼠类苯并芘羟化酶在小肠中较胃或结肠中浓度高。

3.菌丛

结肠中的菌丛远较小肠中的菌丛多,且结肠中含有大量的厌氧菌群,而小肠中却较少,厌氧菌能将胆汁酸转化为致癌物质。

4.免疫功能

小肠免疫系统功能特别强大,包括体液免疫和细胞免疫,产生活性 IgA。小肠免疫可以抵御致瘤病毒;T 细胞免疫可以识别和杀灭瘤细胞。

5.小肠黏膜细胞

更新速度快也可能防御瘤细胞的生长,而肿瘤细胞增生较正常肠黏膜细胞增生要慢,将两种细胞系混合竞争性生长时,增殖快速的细胞明显占优势。Lipkin 和 Quastler 认为小肠滞留的增殖细胞比胃或结肠要少,这些细胞可能包括原始的瘤转化细胞。利用氚标记胸苷和微型自动放射显影技术表明在小肠腺体表面滞留的增殖细胞较少,这样可以解释小肠肿瘤发病率低。

（二）各种小肠肿瘤

1.原发性小肠肿瘤

（1）腺瘤和肠癌:小肠单管状腺瘤以十二指肠最多见并可能有低度恶性。绒毛状腺瘤也常发生在十二指肠,其中约 1/3 有腺癌病灶。所以腺瘤一般认为系癌前病变。绒毛状腺瘤较单管状腺瘤生长要大,腺瘤常为单发,组织柔软易变形,但因瘤体较大（最大腺瘤直径＞5.0 cm）,可以引起肠梗阻,也可以引起肠出血。十二指肠绒毛状腺瘤引起梗阻性黄疸时表明有恶性浸润。上消化道造影检查,绒毛状腺瘤有典型的 X 线表现,所谓"冰淇淋"或"肥皂沫"样表现,这是由于肿瘤组织呈多瓣状菜花样,钡剂嵌入绒毛分叶间隙所致,内镜活检可以确诊。

小肠腺癌也好发于十二指肠,也可发生于空肠,回肠者较少见。肿瘤来源于小肠黏膜上皮细胞,一般呈息肉样突入肠腔或同时在襞内生长形成环状狭窄,局部淋巴结转移常见,晚期有广泛转移。临床上早期缺乏表现,继之可以有肠梗阻,肠出血等。小肠腺癌与多种疾病有关。

（2）平滑肌瘤与平滑肌肉瘤:起源于小肠肌层,可向腔内生长,也可向腔外生长,肿瘤界限清楚,在没有转移时组织学上难以判断是良性还是恶性。光学显微镜下有丝分裂活性可以估计其恶性程度。临床上最常见是消化道出血,肿瘤内肠腔内生长的可以引起肠套叠、肠梗阻,向肠腔外生长的可以触及包块。有 15%～20% 平滑肌瘤可以发生恶变。

(3)脂肪瘤:多来自黏膜下层,以位于回肠末端居多,通常瘤体较小,多不超过 4.0 cm,可单发也可以多发。因肿瘤有纤维结缔组织包膜呈分叶状突入肠腔,易导致肠套叠,偶尔也可引起溃疡和出血。多为手术或尸检时发现,CT 对脂肪瘤分辨率高,对诊断有帮助。

(4)血管瘤:常为多发,可见于各段,直径可以从小如针尖至几厘米不等。常从表面黏膜呈球状或息肉状。临床上可以引起消化道出血,血管造影检查可做出术前诊断。Kaijser 将胃肠道血管瘤分类如下:①多发性血管扩张认为与遗传有关,常发生在空肠。②多腔性血管瘤累及结肠较小肠要多。③单腔性血管瘤常形成息肉。④胃肠道多发性血管瘤综合征。

恶性血管瘤除了转移外无特殊表现,临床上应注意 Kaposi 肉瘤,其恶性度低,主要见于男性,病变亦可累及四肢和皮肤,表现为大的蕈状出血肿瘤。病理上肿瘤含很多血管裂隙,衬以棱状细胞。

2.转移性小肠肿瘤

比较常见,可能由于小肠面积相对较大,比胃和结肠更易种植。

(1)黑色素瘤:是引起小肠癌的最常见肿瘤,约 1/3 患者找不到黑色素瘤的原发病灶,而皮肤或视网膜的黑色素瘤被切除多年后也可突然扩散至胃肠道、肝、肺等器官。胃肠道转移常为多发,可以引起肠套叠,肠梗阻或肠出血。X 线钡餐造影常显示息肉样肿块,有时中心形成溃疡表现为"牛眼"或"靶"样征。

(2)乳腺癌:是引起小肠转移癌的另一常见肿瘤,用皮质激素治疗的乳腺癌转移至胃肠的机会似乎大些。子宫颈癌、卵巢癌,结肠癌和肾癌可以直接浸及小肠,也可以通过腹膜后淋巴结直接浸及十二指肠。

(三)与腺癌有关的疾病

1.Crohn's 病

并发腺癌多见于慢性 Crohn's 病患者,主要临床表现是肠道梗阻症状,有人认为 Crohn's 病并发小肠腺癌比无 Crohn's 病的小肠腺癌的发生率要大 100 倍,前者比后者的诊断年龄要早 10 年,这可能与慢性感染有关。

2.乳糜泻

在小肠最可能诱发淋巴瘤,但也可诱发腺癌,这可能与免疫抑制有关。临床上对乳糜泻患者进行严格无麸胶饮食,当出现下列症状如全身不适,食欲下降,恶心和腹泻时提示小肠恶性肿瘤,当有贫血和隐性消化道出血者进一步提示腺癌。

3.Peutz-Jeghers 综合征

以大、小肠错构瘤样息肉,口腔黏膜、口唇和指(趾)色素斑为其特征。为常染色体显性遗传,其息肉为错构瘤而不是腺瘤,可单发或多发,以空回肠多见,肠套叠为常见并发症。Reid 认为2.4% 的 Peutz-Jeghers 综合征出现小肠腺癌。

4.家族性息肉病综合征

可以伴发小肠肿瘤但机会很少。Gardner's综合征可以伴发小肠腺瘤,多见于十二指肠,特别是在壶腹周围更易恶变。

(四)临床表现

一般取决于肿瘤的类型、大小,在小肠内的位置,血液供应情况以及可能出现的坏死和溃疡等,肿瘤累及的范围也影响症状。例如生长在小肠浅层黏膜如腺瘤呈息肉样突入肠腔,如果肿瘤很大,可阻塞肠腔引起肠梗阻或远端肠套叠后导致肠梗阻。腺瘤也可以形成溃疡引起消化道出血,出血可以很急,量可以很大,但多为隐性出血。

多数小肠腺癌呈环形生长,逐渐使肠腔狭窄,出现肠梗阻症状,表现为痉挛性腹痛,恶心,呕吐和腹胀,进食后症状加重,可伴有厌食,体重下降和消化道出血,肠穿孔少见,十二指肠腺癌因常浸及壶腹部,故可以引起梗阻性黄疸。平滑肌瘤可以生长很大,产生梗阻症状,平滑肌肉瘤可出现中心溃疡,因有丰富的血液供应,消化道大出血可为首发症状。

总之,小肠恶性肿瘤比良性肿瘤易出现症状,良性肿瘤多在手术或尸检时偶然发现,但良性肿瘤比恶性肿瘤易引起肠套叠。

(五)诊断与鉴别诊断

小肠各种肿瘤缺乏特异性表现。痉挛性腹痛,腹胀,恶心,呕吐和急慢性肠道出血为常见症状,但也见于其他梗阻性和溃疡性肠道疾病,如Crohn's病并发癌肿很难与Crohn's病引起的症状区别。伴肠道大出血常提示溃疡性平滑肌瘤或平滑肌肉瘤。查体对诊断有帮助,但多不能确诊。黏膜色素斑是典型的Peutz-Jeghers综合征的表现,腹部扪及包块提示肉瘤比腺癌可能性要大。还可以伴肝大等。

大多数腺癌在小肠钡餐造影中表现为典型的环状"苹果核"或"餐巾环"样畸变。平滑肌肉瘤可以形成巨大肿块,有时中央有溃疡,平滑肌瘤最常见于Meckel憩室,良性肿瘤如腺瘤易形成息肉样充盈缺损,比恶性肿瘤易致肠套叠。十二指肠腺癌与晚期胰腺癌难以区别。

管抽吸试验,棉线试验和选择性内脏动脉造影对肿瘤的定位诊断有帮助。采用标记的红细胞或锝放射性核扫描对小肠出血也可以定位诊断。利用上消化道内镜可以诊断十二指肠肿瘤并可以活检。小肠纤维镜对诊断更有帮助。回肠末端肿瘤可以借助纤维结肠镜进行诊断。

球后消化性溃疡比十二指肠溃疡更易引起梗阻症状,需与十二指肠肿瘤鉴别,十二指肠镜检,活组织和细胞学检查一般可以区分。十二指肠Brunner's腺可形成肿瘤并呈息肉样生长,因慢性高胃酸使十二指肠球部Brunner's腺增生,常为多发性息肉,内镜及其活检可以鉴别。Crohn's病的慢性瘘道经久不愈或其分泌物发生变化时可能并发早期癌变。

(六)治疗和预后

有症状的良性肿瘤一般应手术切除,手术中应尽量保留小肠,预后好。十二指肠和回肠息肉特别是有蒂的息肉可经内镜行圈套烧灼术切除。

做其他手术时偶然发现的无症状性良性肿瘤一般也应切除,以便定性诊断和预防如肠套叠和肠出血等并发症。因其他原因做钡餐检查而偶然发现的小肠良性肿瘤,一般的处理方法是：对小而光滑的息肉（＜2.0 cm），或黏膜下肿瘤定期做钡餐造影以防恶变。如有可能经内镜烧灼切除，或定期复查内镜进行活检和细胞学检查。对无症状的良性肿瘤如采取手术治疗时要考虑患者的年龄和一般情况。对临床上无禁忌证而内镜又未确诊可行手术切除以便确定诊断和预防并发症。十二指肠绒毛状腺瘤基底较宽，多无蒂，一般不能经内镜切除，且因有恶变的危险应积极手术切除。

对于弥漫性多发性息肉综合征如 Peutz-Jeghers 综合征可以经内镜切除十二指肠息肉，而行外科手术仅适用于治疗其并发症。对有症状的患者应尽可能将其息肉切除，但因可能需要反复外科手术有短肠综合征的危险，所以应尽量保留小肠。

外科手术是治疗小肠癌的根本方法，对于腺癌手术是治疗的唯一方法，因腺癌早期即有淋巴结转移，原则上应做广泛切除术，但淋巴结转移多位于肠系膜根部，很易累及肠系膜上动脉。十二指肠腺癌易于通过后腹膜直接扩散，需要做胰十二指肠切除术。对有原位癌的绒毛状腺瘤可做单纯大范围切除，而对有十二指肠浸润癌的应做 Whipple 式手术。远端回肠腺癌手术切除包括右半结肠切除是最理想的治疗方法。

小肠腺癌行根治术的可能性为 50％，不能行根治术者姑息切除原位癌也能缓解或预防并发症。放射治疗和化学治疗对小肠腺癌效果很差。约 15％已有肿瘤转移的患者与 5-FU 有短暂性疗效。

平滑肌肉瘤也应采取广泛切除，与腺癌相比病程缓慢，淋巴结转移较少见，最常见的转移是腹腔直接播散或经血液转移至肺和肝脏。术后 5 年存活率约占 50％，对有转移者，放射治疗和化学治疗一般无效。

小肠良性肿瘤大多预后较好。而恶性肿瘤从症状出现到确诊需 6～8 个月，5 年存活率约占 20％，预后较差。

第二节　脾脏恶性肿瘤

一、脾脏原发性恶性肿瘤

脾脏原发性恶性肿瘤临床上很少见。Krumbhar 统计脾脏原发性恶性肿瘤仅占全部恶性肿瘤的 0.64％。脾脏原发性恶性肿瘤均为肉瘤，如淋巴瘤、血管肉瘤等。根据起源组织的不同，目前国内文献多将其分为 3 大类，即脾原发性恶性淋巴瘤、脾血管肉瘤及脾恶性纤维组织细胞瘤。

（一）脾脏原发性恶性淋巴瘤

脾脏是人体最大的淋巴器官，原发于其他部位的恶性淋巴瘤有半数以上累及脾脏，而真正原发于脾脏的恶性淋巴瘤却相对少见，其发病率不足恶性淋巴瘤总数的 1％。虽然如此，脾脏原发性恶性淋巴瘤仍然是脾脏原发性恶性肿瘤中最高者，占脾脏恶性肿瘤的 2/3 以上。脾脏原发性恶性淋巴瘤系指原发于脾脏淋巴组织的恶性肿瘤，诊断时应排除淋巴结和其他器官的受累。来源于淋巴结和其他器官的恶性淋巴瘤累及脾脏则不属于此范畴。脾脏恶性淋巴瘤的分期一般采用 Abmann 法：Ⅰ期指肿瘤组织完全局限于脾脏内；Ⅱ期指已累及脾门淋巴结者；Ⅲ期指累及肝脏或远处淋巴结者。

1.病理

脾脏恶性淋巴瘤时，脾脏常常增大，而且增大程度与病程有关。脾脏重 100～4500 g 不等，平均160 g。大体标本可分为 3 型：①弥漫增大型，脾脏均匀增大，无肉眼可见结节；②粟粒结节型，脾脏肿大，切面散布着 1～5 mm 大小灰白色结节，状如脾脏粟粒性结核；③结节型，脾脏显著增大，切面见 2～10 cm 大小结节，部分相邻结节可相互融合成巨大肿块。显微镜下观察，在低倍镜下往往容易忽略小细胞性淋巴瘤的早期病灶，但仔细观察后发现，几乎在每一个 Malpighi 小体的中央均由具有诊断意义的棱角状淋巴细胞所组成。

脾脏原发性淋巴瘤的病理类型与其他部位来源的淋巴瘤者基本相同。霍奇金淋巴瘤可在病变中找到特殊的大细胞及其变异型。因组织结构及细胞比例变化较大，难以确定，故一般不做亚型诊断。非霍奇金淋巴瘤有 B 细胞型和 T 细胞型之分。在病理组织形态学上二者并无明显差异，主要依靠免疫组化区别。非霍奇金淋巴瘤病理分型的临床意义在于选择合适的化疗方案。病检中要仔细而谨慎地鉴别脾组织反应性增生与恶性淋巴瘤之间的差异，因为前者常被误诊为恶性淋巴瘤。仔细研究脾脏中结节的细胞成分有助于明确诊断。

2.临床表现

脾脏原发性恶性淋巴瘤可发生于各个年龄阶层，男女均可发病，男性略多于女性。早期常无明显症状，患者就诊时往往已呈现晚期肿瘤表现。主要临床表现有脾脏迅速增大，左侧肋缘下多能触及肿大的脾脏，甚者肿大的脾脏可进入盆腔。触之质地较硬，表面不光滑，部分有结节感，活动度差，轻压痛。如果压痛明显，尤其是伴局限性腹膜刺激征时，多提示合并脾梗死或继发感染。肿大的脾脏对周围脏器可产生压迫症状，如压迫胃可引起腹痛、恶心、呕吐、食欲缺乏等；压迫肠道可引起肠梗阻；向上压迫膈肌可引起呼吸困难、心悸、气促等；压迫左侧输尿管可以引起上尿路梗阻的症状。全身症状如低热、乏力、贫血、消瘦等较常见。患者常伴有程度不同的脾功能亢进，包括外周血白细胞和血小板减少以及溶血性贫血。晚期患者可出现恶病质。

3.诊断

脾脏原发性恶性淋巴瘤由于早期临床表现轻微，故早期诊断较困难。对于临床上主诉有左上腹不适、左上腹肿物以及出现不明原因低热、消瘦等全身症状者，应进行必要的影像学检查。X 线检查可发现左侧膈肌抬高、活动受限，胃泡影向右移位。超声检查可显示脾大以及脾内肿块。超声有助于鉴别肿块系实质性抑或囊性，但对于单个肿块难以区别良恶性。CT 不仅可以显示脾脏本身的病变，也可显示肿块与附近脏器的关系，符合率可达 90%。磁共振与 CT 相比对于脾脏肿瘤的诊断并无优越性，且价格昂贵，故临床应用较少。选择性脾动脉造影可以显示脾实质缺损，边缘不清，脾动脉分支受压呈弧形，可出现病理性动脉分支。脾脏恶性淋巴瘤的最终确诊需要病理检查。经皮穿刺活检准确率较高，但有一定的危险，一般应慎用。

病情允许者,应行剖腹切脾以获取病理诊断。

应强调说明的是,脾脏原发性恶性淋巴瘤的诊断应排除其他部位(如淋巴结、肝脏)来源的恶性淋巴瘤。但Ⅲ期脾脏原发性恶性淋巴瘤往往难以与其他部位淋巴瘤累及脾脏者相鉴别。

4.治疗

目前多数学者主张对脾脏原发性恶性淋巴瘤行脾切除,并术后辅助化学治疗。手术的目的在于明确诊断以及分期,并且可以起到治疗作用。手术应切除病变的脾脏,并对脾脏周围区的淋巴结进行清除,同时楔形切除小块肝脏,进行准确的病理分期,以期指导术后的辅助化疗,确定合适的化疗方案。术中注意脾脏包膜完整,并对腹腔其他部位进行探查。若肿瘤已侵犯邻近脏器,但尚属可切除范围者,应争取行根治性联合脏器切除。

绝大多数患者手术后给予联合化学治疗,要争取首次治疗即获得完全缓解,为长期无病生存创造有利条件。

霍奇金淋巴瘤:MOPP 为首选方案,即氮芥(M)4 mg/m² 静脉注射第 1 天及第 8 天,长春新碱(O)1～2 mg静脉注射第 1 天及第 8 天,丙卡巴肼(P)70 mg/(m²·d)口服第 1～14 天,泼尼松(P)40 mg/d 口服第 1～14 天(仅用于第 1 及第 4 疗程),休息 1 周开始第 2 个疗程,至少用 6 个疗程。对 MOPP 耐药者可采用 ABVD 方案,即阿霉素(A)25 mg/m²,博来霉素(B)10 mg/m²,长春碱(V)6 mg/m²,达卡巴嗪(D)375 mg/m²,均在第 1 及第 15 天静脉用药 1 次,每 4 周重复1 次。用 MOPP 治疗复发的病例可再用ABVD方案,59%的患者可获得第二次缓解。

非霍奇金淋巴瘤:化疗疗效决定于病理组织类型,按分类的恶性程度,分别选择联合化疗方案。对于低度恶性者切除脾脏后可不予化疗,定期密切观察。如病情有发展或发生并发症者可给 COP,即环磷酰胺(C)400 mg/m²,每天口服,第 1～5 天,长春新碱(O)1.4 mg/m²,静脉注射,第 1 天,泼尼松(P)100 mg/m²,每天口服,第 1～5 天,每 3 周为一周期;对于中度恶性者术后应给予 COP,每月1 疗程,计 6～9 个月;对于高度恶性者应给予强烈化疗,即 COP-BLAMⅢ方案,每 3 周为一周期。

有人认为脾恶性淋巴瘤行脾切除后,对脾床应进行放射治疗,可能治愈或缓解症状。此处应特别指出的是,以上所述为脾脏原发性恶性淋巴瘤的治疗原则。而对于淋巴瘤患者行脾切除术目前最常用于对霍奇金病进行分期,这一方面的研究国外报道较多。其意义在于可以提供有关疾病进展程度更为准确的信息,以便于血液学家和放疗学家选择更为合适的治疗方案。近年的研究显示,对淋巴瘤患者行脾切除术仅对部分患者有益,具体说包括Ⅰ和Ⅱ期没有广泛纵隔受累者。对于这部分患者可以先行放射治疗,若以后疾病复发,则可再行化学治疗,其效果较先行化学治疗者为佳。此外,对于晚期淋巴瘤伴明显脾功能亢进者,行脾切除有助于消除脾功能亢进,增加患者对化疗及放疗的耐受性。

5.预后

脾脏恶性淋巴瘤相对来说较其他脾脏原发性恶性肿瘤综合治疗效果为好,Ⅰ、Ⅱ期三年生存率达 60%,五年生存率 45%。部分病例术后生存长达 27 年。值得注意的是,有文献报道脾切除 3 个月至 8 年后部分患者可能转为慢性白血病,大多为慢性淋巴细胞性白血病,极少数病例在发展过程中可出现高巨球蛋白症。

（二）脾血管肉瘤

脾血管肉瘤发病罕见。几乎不能术前明确诊断。临床上无特征性症状和体征，若病变位于脾脏上极则更不易察觉与发现。同其他脾脏恶性肿瘤一样，其主要的临床表现是脾脏肿大、左上腹疼痛，有时可有发热、消瘦。

1.病理

脾血管肉瘤是从脾窦内皮细胞发生的恶性肿瘤，也有学者将其称为脾血管内皮细胞瘤。但少数学者认为这两者系两种不同的肿瘤，即使如此，这些学者也同意脾血管肉瘤和脾血管内皮细胞瘤的组织特点以及生物学行为极其相似。瘤组织内出现髓外造血是脾血管肉瘤的特点。

脾血管肉瘤多表现为巨脾症，重 420～5300 g，平均 1500 g。脾脏组织大部分或部分被瘤组织破坏，出现多个大小不等的出血性肉瘤结节，瘤体呈灰白色，质细腻。镜下特点为高度异型性的恶性内皮细胞沿脾血窦增生扩展，瘤细胞分裂象众多，往往形成花蕾状。多核巨细胞突入囊性扩张的窦腔内，出现多个大小不等的出血性瘤结节。电镜显示瘤细胞质内可见 Weiber-Palade 小体。

2.临床表现及诊断

脾血管肉瘤可发生于各个年龄段，多见于 50 岁以上的中老年人，儿童或青少年偶见。男女之比约为 1.4：1。临床上脾血管肉瘤主要表现为脾肿大和左上腹疼痛，出现率 80% 以上。部分患者可有发热、乏力和体重减轻。左上腹可扪及结节状脾肿大并伴有压痛。值得注意的是，本病有 1/3 可以发生肿瘤自发性破裂。贫血较常见，偶尔表现为微血管病性溶血性贫血。如伴有继发性感染时，可出现畏寒、发热等败血症症状。脾血管肉瘤转移以血行转移为主，常可发生肝脏、肺、骨和淋巴结转移。

临床一旦怀疑脾脏肿瘤，应进行影像学检查进一步确诊。B 超可作为首选的影像学诊断方法。其可以显示脾脏局限性增大，实质内见一个或多个不规则实质性非均质性低回声光团，边界欠清晰，边缘不光滑，要有小暗区或走行不规则的条状血管结构。CT 有助于进一步明确肿瘤的部位、大小、数目以及与周围脏器的关系。平扫多表现为低密度肿块，可以是实质性的，也可含有囊性坏死区。增强扫描实质区多有不同程度的增强。当此肿瘤发生在由二氧化钍诱发的患者则因沉积于脾内的钍呈高密度，故肿瘤的低密度病灶显示特别清晰。但最终确诊仍有赖于病理检查。

3.治疗

手术切除脾脏是治疗脾血管肉瘤唯一有效的方法，而化疗、放疗均不敏感。术中需注意肿瘤有无脾脏外淋巴结转移，淋巴结转移常见于脾门、胰体尾上下缘。应强调术中施行规范的整块切除，注意勿使脾包膜或肿瘤破裂，以免种植转移，必要时连同胰体尾一并切除。

4.预后

本病预后较其他脾脏恶性肿瘤为差，在疾病的早期就可能有远处转移，6 个月的存活率为

20%,大部分在1年内死亡。国内文献报道,1987年前的10例均在7个月内死亡,以后的报道中有2例在行脾切除后已分别存活了5年4个月和6年仍健在,另1例已出现广泛转移者,术后经化疗并配合对症、支持治疗存活达2年之久。所以,凡术前无转移,又未发生脾破裂和脾脓肿等严重并发症者,则脾切除后可望有较长存活时间。

(三)脾原发性恶性纤维组织细胞瘤

恶性纤维组织细胞瘤(malignant fibrous histiocytoma,MFH)或称纤维细胞肉瘤(fibrohistiosarcoma,FHS),又称恶性黄色纤维瘤或纤维黄色肉瘤,是由成纤维细胞、组织细胞及畸形的巨细胞组成。发生于脾被膜或脾小梁纤维组织的恶性肿瘤称脾脏原发性恶性纤维组织细胞瘤。近几年有关学者们注意到FHS是一种独立类型的恶性肿瘤,包括病因在内诸多方面有待研究。

1.病理

恶性纤维组织细胞瘤由肿瘤性组织细胞和成纤维细胞组成。它可能来自未分化间叶细胞,在不同情况下向组织细胞、成纤维细胞和肌纤维母细胞等不同方向分化,表现出复杂的组织学形态。可分为多形细胞型、车辐状型、束状型、炎性纤维型、血管瘤样型和黏液型等六种组织学类型。脾脏肿大呈分叶状,质硬,切面各种灰色不一,中心坏死或囊变,可有骨化。

2.临床表现

男女发病无明显差异,年龄40～60岁多见。本病有以下几种表现形式:发现左上腹肿块逐渐增大伴胀痛数个月史,这一类主诉占多数;不规则发热甚至持续高热几周或几个月;左胸部刺痛伴咳嗽数月以左胸腔积液入院;左腹部剧痛失血性休克而就诊。上述症状与肿瘤迅速增大、肿瘤本身坏死、肿瘤本身及周围感染、肿瘤自发破裂等有关。一般表现为乏力、食欲不振、消瘦、贫血等。体征有脾增大、脾表面不光滑、固定、有压痛。

3.诊断

本病术前确诊非常困难,所及个案文献术前都无明确诊断,术后病理才确诊。

因病例少,B超和CT还不能综合其特征性表现,由于肿瘤病理复杂、坏死、出血、骨化、感染等变化,影像表现缺少规律。B超报告不统一,有大块状或多个不规则低回声区,回声不均质;亦有大块状不均质强回声,边不清;也有大块状不规则回声,边界清晰,可见强光团及间隔光带回声。CT平扫脾脏内不规则低密度软组织肿块,增强扫描轻度不规则强化,也可呈多发类圆形低密度区,边缘部分清楚。病理以多形细胞型最常见,瘤细胞主要为成纤维细胞、组织细胞和巨细胞,核畸形分裂象常见。车辐状型以梭形成纤维细胞为主,胶原纤维呈车辐状排列为其特征。免疫组化研究表明,α_1抗胰蛋白酶(AAT)和α_1抗糜蛋白酶(AACT)测定阳性可支持本病的诊断。

4.鉴别诊断

须与原发性脾血管肉瘤、脾原发性恶性淋巴瘤等恶性肿瘤鉴别,这些恶性肿瘤均少见,除血管肉瘤CT增强扫描有一些表现外,B超、CT等影像诊断尚难确诊,诊断主要靠术后病检,病理鉴别显得很重要。本病的梭形细胞应与血管肉瘤和纤维肉瘤鉴别,后两者的梭形细胞可呈束状和编织状排列,无特征性席纹状结构、无组织细胞样细胞和多核瘤巨细胞,也无吞噬现象及细胞质内空泡。本病多形性瘤细胞易与多形性横纹肌肉瘤、多形性脂肪肉瘤相混淆,后二者无车辐状胶原纤维束,PTAH染色或脂肪染色有助于鉴别,后二者分别有横纹的瘤细胞或脂肪染色阳性的脂母细胞。

5.治疗

目前,手术切除为唯一方法。术前常诊断为脾脏肿瘤和脾恶性肿瘤而剖腹探查。术中脾常与周围结构粘连增加手术难度,应做周围清扫。术后可辅以化疗和放疗。

本病预后不良。术后数月死于复发或广泛转移。早期发现,早期手术,能提高生存率。

二、脾脏转移性肿瘤

脾脏转移性肿瘤是指起源于上皮系统的恶性肿瘤,不包括起源于造血系统的恶性肿瘤。脾脏转移性肿瘤大多数系癌转移,主要经血管转移,仅少数经淋巴途径。Willis认为邻近器官的侵犯是转移的另一途径,多数学者认为脾转移癌的转移途径以淋巴逆行途径为主,但对有全身广泛血行转移的患者,脾可作为转移脏器之一。

转移性脾肿瘤的原发灶可以是全身各个器官,来自血行播散的以肺癌、乳腺癌、卵巢癌、前列腺癌、大肠癌、胃癌、肾癌、子宫颈癌、绒毛膜上皮癌及恶性黑色素瘤较为多见,淋巴途径的以腹腔脏器常见,常伴腹主动脉旁或脾周淋巴结肿大。通常,肿瘤脾转移可作为全身转移的一部分,少数情况下可作为乳腺癌、卵巢癌等原发病灶的唯一继发转移性器官。

(一)病理

转移癌在脾内沿淋巴管形成转移者较少见,癌细胞主要充盈于脾门动脉、小动脉、中央动脉等动脉外膜的扩张淋巴管;在静脉则充塞于内膜下的扩张淋巴管内,癌细胞突破内膜即可形成脾内血运转移;被膜下扩张的淋巴管内,也可见到转移癌细胞团块。转移癌在肉眼上表现为单个结节、多个结节、多个微小结节和弥漫性浸润。

(二)临床表现及诊断

通常当癌症患者出现脾脏转移时,多已有广泛的脏器转移。脾转移癌一般不会引起巨脾症,脾脏只稍有增大,甚至可完全正常。因此,临床上常无特殊症状。只有在脾脏明显增大时,可产生左上腹肿块、腹痛和周围脏器受压迫的症状。同样也可有发热、食欲缺乏、消瘦、贫血、腹腔积液等征象。少数患者还可伴有脾功能亢进。也因自发性脾破裂而导致出血性休克。

1.B超检查

声像图表现呈多样性,常类似于恶性淋巴瘤图像。其特征如下。①无回声病变:转移灶内部不出现回声,边界清晰,呈圆形、椭圆形或不规则形,远侧多无明显增强现象。②低回声病变:内部回声较低,分布一般较均匀。③高回声病变:形态多不规则,内部回声较高,强弱不一,分布亦多不均匀。④牛眼征:周围为环状无回声区,一般较肝癌的声晕为宽,中间则呈圆形较高回声区。

2.CT检查

多表现为多个大小不等的圆形或不规则形低密度区,注射造影剂后均有不同程度的增强,若病变中央有低密度区,提示肿块有坏死。乳腺癌脾脏转移时可见到脾包膜增厚和脾梗死。

3.选择性脾动脉造影

可见脾血管强直,不规则狭窄,血管腔闭塞及肿瘤性不规则血管形成。

脾脏转移性肿瘤诊断困难,有时很难与原发性脾脏肿瘤、脾脓肿和脾梗死相鉴别,只有找到原发病灶或发现其他部位或脏器也有转移时,方可肯定诊断。

(三)治疗

若脾脏转移性肿瘤,局限于脾脏,而原发病灶已经根治性切除或手术探查发现原发癌能够根治性切除时,可行脾切除,术后给予综合治疗,效果尚可。而当原发灶已有全身广泛转移,或者已有腹内外多处转移,尽管脾脏转移病灶可以切除,亦无须针对脾脏再进行手术。转移性脾脏肿瘤自发性破裂时,应予急症手术,施行脾切除,以期达到控制出血的目的。若肿瘤发生破裂,不管原发病灶是否根治、全身是否转移,手术都属姑息性治疗。

参考文献

[1] 石汉平,崔久嵬.肿瘤免疫营养[M].北京:人民卫生出版社,2018.

[2] 肖海鹏.肿瘤科医生手册[M].北京:人民卫生出版社,2017.

[3] 张明.脑肿瘤高级成像[M].西安:世界图书出版公司,2018.

[4] 刘磊.新编肿瘤常见病诊疗学[M].西安:西安交通大学出版社,2018.

[5] 李进.肿瘤内科诊治策略[M].上海:上海科学技术出版社,2017.

[6] 赵刚.现代乳腺肿瘤学[M].武汉:武汉大学出版社,2017.

[7] 秦继勇.肿瘤放射学精要[M].北京:科学出版社,2017.

[8] 李斯文.中医肿瘤病学[M].北京:科学出版社,2017.

[9] 沈涛.中医肿瘤治法与方剂[M].北京:人民卫生出版社,2017.

[10] 孔令泉,吴凯南,卢林捷.乳腺肿瘤甲状腺病学[M].北京:科学出版社,2017.

[11] 刘宝瑞.肿瘤个体化与靶向免疫治疗学[M].北京:科学出版社,2017.

[12] 李杰.名老中医肿瘤辨治枢要[M].北京:北京科学技术出版社,2017.

[13] 薛凤霞.妇科肿瘤诊治指南解读[M].北京:人民卫生出版社,2017.

[14] 杨春梅.实用临床肿瘤疾病诊断与治疗[M].长春:吉林科学技术出版社,2018.

[15] 张贺龙,刘文超.临床肿瘤学[M].西安:第四军医大学出版社,2016.

[16] 林天东.实用肿瘤病临床手册[M].北京:中国中医药出版社,2016.

[17] 袁双虎,宋启斌.肿瘤精准放疗靶区勾画图谱[M].武汉:湖北科学技术出版社,2018.

[18] 蔡三军.循证结直肠肛管肿瘤学[M].上海:上海科学技术出版社,2016.

[19] 吴雄志.消化系统肿瘤[M].沈阳:辽宁科学技术出版社,2016.

[20] 付桂英.新编肿瘤药物手册[M].北京:金盾出版社,2016.

[21] 李良松.乳腺肿瘤防治文献论要[M].北京:学苑出版社,2018.

[22] 张子理.中西医结合肿瘤学[M].兰州:兰州大学出版社,2016.

[23] 高明,葛明华.甲状腺肿瘤学[M].北京:人民卫生出版社,2018.

[24] 朱琳燕.临床肿瘤化学药物的治疗[M].昆明:云南科技出版社,2016.

[25] 刘炜.现代肿瘤综合治疗学[M].西安:西安交通大学出版社,2018.

[26] 张允清.常见肿瘤放化疗方法与技巧[M].济南:济南出版社,2016.

[27] 谢彦良.现代肿瘤内科学[M].长春:吉林科学技术出版社,2018.

[28] 李哗雄.肿瘤放射治疗学[M].北京:中国协和医科大学出版社,2018.

[29] 缪建华,束永前.恶性肿瘤相关治疗临床应用解析[M].南京:东南大学出版社,2016.

[30] 胡作为.乳腺肿瘤的诊断与治疗[M].郑州:河南科学技术出版社,2018.

[31] 廖子君,宋张骏,姚俊涛.最新简明肿瘤临床实践指南[M].西安:陕西科学技术出版

社,2017.

[32] 纪元,谭云山,樊嘉.肝胆胰肿瘤病理、影像与临床[M].上海:上海科学技术文献出版社,2013.

[33] 常威.肿瘤常见疾病诊治精要[M].武汉:湖北科学技术出版社,2018.

[34] 杨梅.特殊染色联合免疫组化技术在肿瘤病理诊断中的效果及价值研究[J].基层医学论坛,2017,2(19):2545-2546.

[35] 郑媛媛,王继红,李庆伟.肿瘤干细胞相关信号通路调节与靶向治疗[J].中国生化药物杂志,2017,37(2):308-312.

[36] 郑旭旭,姬秀焕,李丽燕.冷冻切片、细胞学涂片单项及联合检查在卵巢肿瘤病理诊断中的应用[J].现代实用医学,2018,30(7):877-879.

[37] 葛海燕,张振宇,付正伟等.结肠癌患者循环肿瘤细胞与临床病理分期的相关性研究[J].外科研究与新技术,2018,7(1):1-3.

[38] 沈鑫.肺神经内分泌肿瘤病理诊断分析[J].实用医技杂志,2017,24(10):1137-1138.

[39] 陈惠芹.特殊染色、免疫组化技术结合用于肿瘤病理诊断中的价值[J].中国医药指南,2017,15(34):75-76.

[40] 来茂德,滕晓东,李君.肿瘤病理诊断规范(胃肠胰神经内分泌肿瘤)[J].中华病理学杂志,2017,46(2):76-78.